SEI DEIN EIGENER ERNÄHRUNGS COACH!

W0194341

TATIANA MOURET

SEI DEIN EIGENER ERNÄHRUNGS COACH!

Wie du lernst, auf dein
Bauchgefühl zu vertrauen
& gesund zu genießen

Eden
BOOKS

INHALT

GENUG IST GENUG

Habe ich eine Glutenunverträglichkeit, eine Laktose- oder vielleicht sogar eine Fruktoseintoleranz? Versuche ich es mit veganer Ernährung, Paleo oder doch lieber mit reiner Rohkost? Sollte ich vielleicht mal zur Akupunktur gehen oder homöopathische Mittelchen schlucken?

Immer mehr Menschen beschäftigen sich mit zumindest einer dieser oder ähnlicher Fragen und gehören damit heutzutage schon lange nicht mehr zur Minderheit. Ernährung und alternative Heilmethoden sind für viele Menschen wichtige Themen und das aus gutem Grund. So auch für mich.

Ich gehöre zu denjenigen, die sich immer wieder die obigen Fragen gestellt haben. Mein Körper reagierte bereits im späten Kindesalter auf diverse Nahrungsmittel: plötzliche Bauchkrämpfe, Schlappheits- und Benommenheitsgefühle, depressive Verstimmungen, später dann noch Gewichtsschwankungen, Hautprobleme in Form von Pickeln oder Pusteln und ab und zu ein aufgequollenes Gesicht – das volle Programm eben. Nur hatte ich zu Anfang keine Ahnung, dass all das mit bestimmten Lebensmitteln zusammenhing.

Denn in den Neunzigerjahren gehörten Laktoseintoleranz und Glutenunverträglichkeit noch zu den Phänomenen exotischer Art. Heutzutage hingegen scheint es ein wahres Wunder zu sein, wenn man nach dem Verzehr eines Bechers reiner Kuhmilch nicht verkrampft auf die Toilette stürmt, um seinen Darm zu entleeren.

Und in den Supermarktregalen gehören laktose- und glutenfreie Lebensmittel längst zum Standardsortiment.

Mit der Zeit gewöhnte ich mich an meine Beschwerden, sie gehörten eben einfach dazu. Ich besuchte zwar immer mal wieder Ärzte verschiedenster Art, unterzog mich Allergie- und Unverträglichkeitstests ohne Ergebnis, nahm alle möglichen Medikamente sowie Nahrungsergänzungsmittel ein und fühlte mich zeitweise sogar besser. Aber nach einigen Wochen kehrten die Beschwerden immer wieder zurück und teilweise veränderten sie sich sogar. Keine ärztliche Untersuchung brachte eine Diagnose, alles schien in bester Ordnung. Von wegen!

Mit Mitte zwanzig platzte mir dann regelrecht der Kragen. Nach einer weiteren nächtlichen Bauchkrampfattacke, wie so oft von Schwindel begleitet, blickte ich in den Spiegel und wusste, so geht es nicht mehr weiter. Was ich sah, erschütterte mich zutiefst: ein bleiches, aufgequollenes Gesicht, munter sprießende Pickel, sprödes Haar, brüchige Nägel, einige Kilogramm zu viel und eine Ausstrahlung wie ein labberiges Toastbrot. Vom körperlichen und seelischen Befinden ganz zu schweigen. Wie konnte es sein, dass ich mit Mitte zwanzig, in der Blüte meines Lebens, in meinem Wohlbefinden so beeinträchtigt war? Egal, was ich aß, immer reagierte mein Körper in irgendeiner unangenehmen Form darauf. Es war zum Verrücktwerden! Und ich ernährte mich gar nicht mal so schlecht – recht ausgewogen den allgemeinen Ernährungsempfehlungen zufolge.

Ich setzte mich wie so oft an meinen Laptop und googelte vor mich hin, auf der Suche nach einem neuen Arzt, der mir vielleicht helfen konnte. Aber welchen Sinn würde ein weiterer Besuch beim Fachmann schon machen? Bisher hatte ja keiner was feststellen können. Noch nicht mal eine Laktoseintoleranz konnte nachgewiesen werden, obwohl die ja beinahe schon zum guten Ton gehörte. Sollte ich wirklich wieder zu allen möglichen Spezialisten gehen?

Zum Gastroenterologen wegen meiner Bauchkrämpfe, zum Dermatologen wegen meiner Pickel und zum Neurologen wegen meiner Schwindelanfälle? Sicherlich nicht!

Also beschloss ich, mich nun eigenhändig gezielt mit den Themen Gesundheit und Ernährung auseinanderzusetzen. Letztlich blieb mir auch nichts anderes übrig, als die Verantwortung für meinen Körper und meine Gesundheit selbst zu übernehmen, wenn ich meine Beschwerden ein für alle Mal loswerden wollte.

So verwirrend der Weg durch den Dschungel der gesunden Ernährung und alles, was dazugehört, auch sein mag – das Schöne ist, dass es tatsächlich für jeden Einzelnen von uns die individuell richtige Ernährung und Lebensweise gibt. Diese kann sich auch im Laufe des Lebens wandeln. Wichtig ist nur, dass wir verstehen, was unser Körper wirklich braucht und will, wie wir ihn bestmöglich in seiner Gesundheit und Leistungsfähigkeit unterstützen und damit unsere Selbstheilungsprozesse optimal anregen können. Doch dazu müssen wir lernen, mit unserem Körper zu kommunizieren, uns von allgemeingültigen Vorstellungen frei machen, uns selbst informieren und verschiedene Dinge austesten, damit wir zu unserem eigenen Gesundheitscoach werden können. Denn wer könnte den eigenen Körper jemals besser verstehen als man selbst?

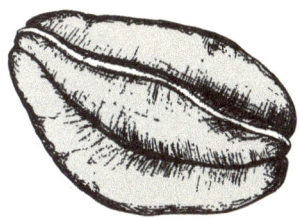 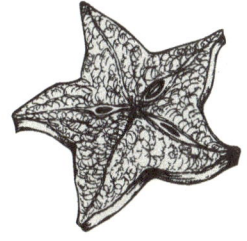

KAPITEL 1

AB JETZT BIN ICH MEIN EIGENER GESUNDHEITSCOACH.
Rein in den Ernährungsdschungel

Ist es nicht absurd, dass wir Otto Normalverbraucher heutzutage so wenig über unsere Körper wissen?

Dass ich selbst jahrelang keine wirkliche Ahnung von den Prozessen hatte, die tagtäglich im Körper ablaufen, wurde mir erst klar, als ich mich intensiv mit diesem Thema beschäftigte. Die Aussage »Wissen ist Macht« bekam für mich damals eine ganz neue Bedeutung. Denn solange wir uns nicht mit den Phänomenen auseinandersetzen, die uns als Menschen direkt betreffen, tappen wir ständig in Fallen und wundern uns, weshalb wir unsere körperlichen Beschwerden nicht loswerden und keine Diät richtig funktioniert.

Wir essen gedankenlos das, was die Lebensmittelindustrie uns in den Supermarktregalen präsentiert. Wenn wir uns nicht wohlfühlen und Beschwerden haben, holen wir uns beim Arzt ein Medikament. So bewegen wir uns in einer gut getarnten Abhängigkeit immer im Kreis und belassen die Verantwortung bei anderen. Das alles passiert allerdings nicht bewusst. Vielmehr wird uns von klein auf vermittelt, bei körperlichen Beschwerden einen Arzt aufzusuchen, und ebenso lernen wir die allgemeinen Ernährungs-empfehlungen, mit denen es jedem Menschen gut gehen müsste.

Aber ist es nicht eigentlich ein Gefühl der absoluten Freiheit, dass wir uns das Wissen darüber aneignen können, was in unserem Körper vor sich geht, und wir so unser Wohlbefinden selbst beein-flussen können? Durch dieses Basiswissen und mehr Vertrauen in die eigene Intuition können wir Unabhängigkeit erlangen und unser Wohlbefinden positiv beeinflussen.

Eine große Gefahr auf dem Weg zur individuell passenden Ernäh-rung ist es, wenn man an sich selbst und den Signalen seines Körpers zweifelt. Mir ging es eine Zeit lang so, da die Tests auf Lak-toseintoleranz, Fruktoseintoleranz und Glutenunverträglichkeit negativ ausgefallen waren. Ich wusste zwar, dass mir diese Lebens-mittel nicht bekamen, aber ich hatte es nicht schriftlich. Natürlich verunsicherte mich das in gewisser Weise. Ich fragte mich oft, ob ich mir das alles vielleicht nur einbildete. Auch wusste ich, dass ein Buttercroissant mich nicht umbringen würde. Ich hätte zwar Beschwerden danach, aber die würden ja auch wieder verschwin-den. Durch solche Gedanken und den fehlenden Stempel vom Arzt wurde meine innere Überzeugung immer mal wieder schwammig. Hinzu kam noch die Unbeschwertheit der Menschen um mich herum, die ja diese ganzen Lebensmittel aßen, die ich mied, und denen es prächtig dabei ging. Immer wieder begann ich, an mir zu zweifeln – und das trotz der Tatsache, dass ich meine Unverträg-lichkeitssymptome spüren und sehen konnte. Oft gab es auch Pha-sen in meinem Leben, in denen ich einfach andere Sorgen hatte, als genau darauf zu achten, was ich aß. Dann verfiel ich wieder in alte Ernährungsmuster und die Beschwerden wurden wieder schlim-mer. Das ging so lange hin und her, bis ich wirklich begriffen hatte, dass Nahrung existenziell ist. Dass Nahrung die Basis ist, auf der sich unser Körper immer wieder aufs Neue aufbaut. Mir wurde klar, dass Ernährung kein Thema ist, das man einfach mal so beiseiteschieben kann. Ich verstand, dass wir sind, was wir essen. Und dass – ganz egal, welche Einflüsse um mich herum herrschten – es in meiner Verantwortung lag, jeden Tag aufs Neue selbst zu bestimmen, was ich aß. Und so verabschiedete ich mich nach und nach von Zusatzstoffen in der Nahrung, raffiniertem Zucker, Weizen, Roggen, Fleisch und Kuhmilch. Um genau diese Lebensmittel, die Gift für meinen Körper waren, entlarven zu können, musste ich mich allerdings erst einmal durch einen Dschungel an Ernährungstrends und Diätempfehlungen kämpfen.

Oft werden Ernährungsweisheiten irgendwo aufgeschnappt und ohne weitere Reflexion direkt in die Tat umgesetzt. So wie Mark und Emilia, zwei Bekannte, die sich einmal darüber unterhielten, ob eine Gurke mit oder ohne Schale zu verzehren sei, während ich interessiert zuhörte.

Mark hatte kürzlich einen Artikel zum Thema Ernährung gelesen und erklärte: »Also ich esse Gurken nur noch ohne Schale, seit ich gelesen habe, dass in der Schale noch Reste von Pestiziden drin sind.«

Emilia verdrehte die Augen: »Mensch, Mark. Dann musst du halt 'ne Bio-Gurke kaufen. Aber die Schale muss immer mitgegessen werden, da stecken doch die ganzen Vitamine drin.«

Mark argumentierte weiter: »Bei Bio weiß man ja gar nicht so genau, ob das wirklich alles ohne Schadstoffe läuft. Außerdem sind es nicht nur die Pestizide. Da stand auch, dass die Gurkenschale so oder so total schwer verdaulich ist.«

Emilia lenkte ein: »Ja, aber das gilt doch bestimmt nur für Babys. Ein erwachsener Körper wird doch mit einer Gurkenschale fertig, ich bitte dich!«

Mark war verwirrt, wollte aber noch nicht so ganz von seiner neuen Erkenntnis aus dem Artikel ablassen: »Trotzdem scheint da ja irgendwas nicht ganz zu stimmen mit den Gurken und ihrer Schale. Ich bin da jetzt vorsichtig.«

»Ich esse meine Gurke trotzdem weiter mit Schale. Dann nehme ich eben die Schadstoffe in Kauf. Die Vitamine gleichen das ja dann wieder aus«, bekräftigte Emilia ihren Standpunkt.

»Wenn du das so siehst, dann kannst du dir aber auch gleich die ganze Gurke sparen.« Mark schüttelte den Kopf. »Ach, irgendwie weiß man ja gar nicht mehr, was man jetzt essen soll und was nicht.«

Emilia stimmte Mark in dieser Hinsicht zu und wechselte mit einem Schulterzucken das Thema.

Sowohl Marks Erkenntnisse aus dem Artikel als auch Emilias Ansicht wirkten schlüssig auf mich. Tatsächlich wissen wir Otto Normalverbraucher oft nicht, welchen Informationen wir in Bezug auf diverse Ernährungsaspekte trauen sollen. Selbst wenn sich die eine Theorie durchgesetzt hat, kann sie jederzeit wieder revidiert werden, und das lässt uns irgendwann den Durchblick verlieren.

Unsere Intuition lassen wir, wenn es um die Themen Gesundheit und Ernährung geht, oft außer Acht, denn wer will sich schon allein auf sein Bauchgefühl verlassen, wenn es Ernährungsexperten gibt? Wir vertrauen einer wissenschaftlichen Studie und den Aussagen der Medien sowie unseres Hausarztes – nur nicht uns selbst.

Das müssen wir aber. Denn die Studien und Theorien sind widersprüchlicher denn je: Tierische Proteine versus pflanzliche Eiweiße, Getreide versus Nüsse und Samen, Kohlenhydrate versus Fette, Schulmedizin versus Naturheilkunde – die Liste ist lang.

Diese Widersprüchlichkeiten zeigen sich auch immer wieder im Alltag, wenn sich Menschen mit den verschiedensten Essgewohnheiten begegnen. Vor allen Dingen beim gemeinsamen Abendessen kommen gern mal Diskussionen über die »eine« richtige Ernährung auf.

Ich erinnere mich an einen Paella-Abend, zu dem mich eine Freundin mitnahm. Wir saßen in einer netten Runde um den Tisch und kamen auf das Thema gesunde Ernährung. Ausschlaggebend dafür war Maria. Maria lebt seit ihrem zehnten Lebensjahr vegetarisch, da sie Tiere liebt. Anton, Gastgeber und gleichzeitig großer Fleisch-Fan, regte sich tierisch darüber auf, dass Maria die Fleisch- und Fischstücke aus ihrer Paella-Portion herauspickte und zur Seite legte – und schon war die Diskussion entfacht. Nachdem Anton die Standardsprüche wie »Wer kein Fleisch isst, mit dem stimmt doch was nicht« und »Der Mensch ist dazu geschaffen, Fleisch zu essen. Wir brauchen die Proteine« herausgelassen und Maria ihn als Tiermörder beschimpft hatte, stiegen alle Gäste einer nach dem anderen in die Diskussion mit ein – mit dem Ergebnis, dass am Ende keiner auch nur einen Zentimeter von seinem Standpunkt abrückte. Im Gegenteil: Ich kann mir gut vorstellen, dass Anton am nächsten Morgen aus Protest eine Extra-Portion Wurst auf seine Frühstückssemmel gelegt hat.

Wenn es um die richtige Ernährung geht, hätte natürlich jeder etwas zu dem Thema zu sagen – schließlich ernähren wir uns ja alle irgendwie. Nur leider dienen die Aussagen in solchen Diskussionen oft nur dazu, die eigenen Essgewohnheiten zu rechtfertigen, statt sich gemeinsam konstruktiv mit den zahlreichen Ernährungstheorien, die es zu entschlüsseln gilt, auseinanderzusetzen. Mir ging das irgendwann gewaltig auf den Keks. Zumal solche Gespräche totale Verwirrung stiften können und man am Ende gar nicht mehr weiß, was man nun essen soll und was nicht.

Eine weitere Herausforderung stellten die Wocheneinkäufe im Supermarkt dar, seit ich mich dem Thema »Bewusste Ernährung« öffnete. Früher bin ich mit der Einstellung »Was im Supermarkt verkauft wird, ist für den Menschen zum Essen da« in die Läden marschiert und habe den Einkaufswagen nach Lust und Laune vollgeschaufelt: Fruchtsaft, Milch, Eier, Nudeln, Baguette, Wurst und Käse, etwas Obst und Gemüse, Chips und hier und da noch ein paar Süßigkeiten. Ich habe mir überhaupt keine Gedanken darüber gemacht, wie diese Lebensmittel hergestellt wurden und welche Inhaltsstoffe drinsteckten. Das Bewusstsein, dass Chips und Süßigkeiten nicht gesund sind, war selbstverständlich da, aber alles Weitere fühlte sich für mich völlig unproblematisch an. Bis ich dann mal wieder mit Bauchkrämpfen auf der Couch saß und mich fragte, welches Lebensmittel denn nun diesmal der Übeltäter gewesen war.

Kurz nachdem ein echtes Ernährungsbewusstsein in mir wach geworden war, wurde Einkaufen für mich erst mal zum Stresserlebnis. Eines Abends betrat ich mit einem Bärenhunger und dem Ziel, eine gesunde und sättigende Mahlzeit für mich zu finden, den Supermarkt um die Ecke, da der Bioladen bereits geschlossen hatte. Ich studierte die Rückseite jeder Verpackung, die ich in die Hand nahm, prüfte die Inhaltsstoffe und legte das Produkt dann wütend wieder zurück ins Regal. Mein Hungergefühl und die Menschen, die mich teilweise schon schief von der Seite anschauten, trugen nicht gerade dazu bei, meine Aggression zu lindern. Ich verließ den Laden schließlich frustriert mit einem Beutel Karotten und dem Entschluss, von da an immer für einen vollen Vorratsschrank zu sorgen.

Heutzutage laufe ich wesentlich entspannter an den Supermarktregalen vorbei, da ich ungefähr weiß, was wo drinsteckt. Und es steckt leider wirklich nicht immer nur das Beste in den Lebensmitteln, die man so kaufen kann.

Ich habe das Gift, das in so mancher Nahrung steckt, durch Zufall in einer sehr unschönen Form gesehen, als ich 2009 in Mittelamerika auf meinen Reisebus wartete und dabei direkten Blick auf die Plantage eines Bananenproduzenten hatte. Die Bananenstauden waren in Plastikfolien gehüllt, damit die Pestizide sich nicht zu sehr verbreiteten. Den erschreckenderen Anblick boten allerdings die Arbeiter auf dieser Plantage. Sie lebten in Hütten, direkt neben den mit Pestiziden verseuchten Feldern, und auf ihrer Haut zeigten sich merkwürdige Pigmentstörungen. Ein Einheimischer erklärte mir, dass dies eine Reaktion auf die Giftstoffe sei, von denen diese Menschen Tag und Nacht umgeben waren. Ich war zutiefst betroffen, dass diese Menschen krank wurden, damit wir auf der anderen Seite der Erde Bananen in Massen konsumieren konnten. Diese Arbeiter mit ihren Familien spiegelten mir in erschreckender Form, was die Nahrung, die wir ahnungslos kaufen, beinhalten kann. Im Prinzip weiß das so gut wie jeder von uns. Aber das Interessante an uns Menschen ist ja, dass wir – solange wir nicht mit der Nase direkt drauf gestoßen werden, sodass wir die Dinge in ihrer Wahrheit sehen oder leibhaftig spüren – vieles verdrängen und nicht mit uns in Verbindung bringen. Ich zumindest war nach meiner Reise nicht mehr in der Lage, Bananen zu kaufen, die keinen Fair-Trade-Stempel trugen. Ich begriff, dass ich mehr darauf achten musste, was ich kaufte, wenn ich mich fair und gesund ernähren wollte.

Eigenverantwortung ist das A und O auf dem Weg zu ganzheitlichem Wohlbefinden. Es geht vor allen Dingen darum, Informationen zu filtern und selbst zu spüren, was das Richtige für uns ist. Doch gerade das ist gar nicht so einfach. Eine regelrechte Informationsflut prasselt durch die Medien, diverse Ratgeber und unterschiedliche Expertenmeinungen ständig auf uns ein, sobald wir uns für das Thema »Gesunde Ernährung« öffnen. Doch woher sollen wir wissen, was für uns passend ist? Diese Frage stellte ich mir jahrelang. Und die Antwort ist eigentlich ganz einfach: Wir müssen unseren Körper und alles, was damit zusammenhängt, kennenlernen, aber vor allem auf seine Signale achten.

Als ich vor ein paar Jahren, nachdem ich meine Ernährung bereits teilweise umgestellt hatte, das erste Mal von grünen Smoothies und deren tollem Effekt auf die Gesundheit hörte, war klar: Das probiere ich aus! Grünes Blattgemüse so zu zerkleinern, dass der Körper die wertvollen Inhaltsstoffe effizienter aufnehmen kann, erschien mir durchaus schlüssig. Auch das Frühstück durch einen gesunden Shake zu ersetzen und somit nicht bereits am Morgen den Verdauungstrakt zu Hochleistungen zu zwingen, hörte sich sinnvoll an.

Ich bestellte also einen Hochleistungsmixer im Wert einer einwöchigen Pauschalreise und begann, jeden Morgen eine grüne Vitalstoffbombe zu verzehren: Spinat-Ananas, Sauerampfer-Apfel oder Mangold-Himbeere – ich konnte mich so richtig austoben. Nach zwei Monaten war allerdings immer noch kein wundersamer Effekt auf meine Gesundheit eingetreten. Schlechter als zuvor ging es mir keinesfalls, aber besonders vital fühlte ich mich auch nicht nach dem Konsum von massenweise grünen Smoothies.

Zufällig und glücklicherweise hatte ich kurz darauf einen Termin bei einer Heilpraktikerin, die Traditionelle Chinesische Medizin anwandte. Sie erklärte mir bereits nach der ersten Untersuchung, dass meine Verdauungsorgane derzeit sehr überlastet seien – ich befand mich in einer extrem stressigen Phase – und grüne Rohkost momentan nicht das Richtige für mich sei, selbst wenn sie durch das Hochleistungsmixen bereits bekömmlicher gemacht war.

Auf einmal verstand ich, weshalb der positive Effekt grüner Smoothies in meinem Fall ausgeblieben war. Mein Körper war zu dieser Zeit gar nicht in der Lage gewesen, das grüne Blattgemüse sinnvoll für sich zu verwerten, sondern wartete darauf, durch Schonkost – also beispielsweise gekochtes, leicht verdauliches Gemüse – entlastet zu werden. Ist das nicht ein wunderbares Beispiel dafür, wie wichtig eine individuell angepasste Ernährung ist? Selbstverständlich sind grüne Smoothies eine vitalstoffreiche, gesunde und kalorienarme Mahlzeit, aber die Frage ist ja, inwiefern mein Körper aktuell davon profitieren kann.

Es machte also für mich zum damaligen Zeitpunkt – im Gegensatz zu heute – überhaupt keinen Sinn, jeden Tag den grünen Shake zu schlürfen. Da ich meinen neu erstandenen Mixer aber trotzdem nutzen wollte, kreierte ich meinen ganz eigenen gelben Smoothie, bestehend aus schonenderen Zutaten wie einer Banane und frischer Kurkumawurzel. Das Interessante war, dass ich bereits nach dem ersten gelben Smoothie einen positiven Effekt in mir spürte. Mein Körper sagte mir in Form eines gesteigerten Vitalitätsgefühls, dass dieses Frühstück derzeit das richtige für mich war.

Vitalität sowie das Gefühl, die Verdauung kaum mitzubekommen, sind für mich generell klare Signale, dass ich etwas richtig gemacht habe und erst einmal bei dieser Ernährung bleiben kann. Denn immer, wenn ich nach dem Essen eher Abgeschlagenheit statt neuer Energie spüre, muss logischerweise das Gegenteil der Fall sein. Nahrungsaufnahme dient der Energiezufuhr und sobald das Essen uns runterzieht, uns lahmlegt oder Beschwerden bereitet, haben wir damit ja unsere Absicht verfehlt.

Eine Ernährungsumstellung ist eine echte Herausforderung. Verlockungen warten nicht nur im Supermarkt, in Cafés oder Restaurants, auch zu Hause ist man nicht wirklich sicher. Ich schaue zwar wenig Fernsehen und bin somit von TV-Werbung weitestgehend verschont, aber meine Lieblingsserien oder auch -filme, die ich mir gern immer mal wieder anschaue, sind voll von allerlei Nahrungsfallen. Nehmen wir beispielsweise Carrie Bradshaw aus *Sex and the City:* Sie trinkt massenweise Kaffee und Cocktails. Es wirkt so wahnsinnig lässig und gleichzeitig elegant, wie sie mit perfektem Outfit und Make-up ihren Cosmopolitan schlürft, und der Coffee to go scheint ihr täglich das Leben zu retten. Kein Wunder, dass wir das Gefühl bekommen, wir brauchen Kaffee, wenn er überall als das Heilmittel schlechthin gegen Stress und Müdigkeit dargestellt wird. Ich könnte mir vorstellen, wenn Carrie Bradshaw jeden Morgen einen Ingwertee tränke, würde ein Großteil der Zuschauerinnen diesen Trend mitmachen und nebenbei davon profitieren. Dann gibt es da noch die klischeehaften Szenen, die man aus vielen Filmen kennt, in denen bei Liebeskummer eine Riesenportion Schokoladeneis die einzige Rettung zu sein scheint. Was wird uns dadurch vermittelt? Dass Eiscreme der Traurigkeit entgegenwirkt und unsere Wunden heilt? Wir wissen natürlich, dass das nicht stimmt, kennen aber trotzdem das Gefühl, etwas Süßes zur Aufmunterung zu brauchen. Schade eigentlich, dass die Protagonistin nicht einfach eine Runde Yoga praktiziert, was mit Sicherheit zu authentischerem Wohlbefinden als ein Becher Schokoeis führt. Das sieht man jedoch eher selten, also müssen wir den Beeinflussungen der Medien standhalten, wenn wir unsere Ernährung umstellen wollen. Diese Einflüsse wirken zwar unbewusst, das ist klar. Aber wir können sehr wohl darauf achten, ob wir gewisse Dinge wirklich aus der Überzeugung konsumieren, dass sie gut schmecken *und* einen positiven Effekt auf den Körper haben – denn dazu ist Nahrung ja schließlich da –, oder ob wir uns von irgendetwas manipulieren lassen.

Ich habe mich früher selbst oft dabei erwischt, dass ich es absolut normal fand, einen Coffee to go durch die Gegend zu tragen. Besonders während ich eine Zeit lang in Paris lebte, fühlte sich meine Hand erschreckend leer an, wenn sich kein Vanille-Mokka darin befand. Das Bauchgrummeln nach der täglichen Ladung Zucker, Sahne und Kaffee aus einem Plastikbecher interessierte mich dabei seltsamerweise recht wenig. Es war das Lebensgefühl, das dieser Drink mitten in der Großstadt auslöste und mich meine Beschwerden in Kauf nehmen ließ. Es fühlte sich irgendwie passend an, die Rue de Rivoli in koffeinhaltiger Begleitung entlangzuschlendern. Natürlich wirkt es übertrieben, ein wohl-schmeckendes Heißgetränk zu verteufeln – aber leider bestand es genau aus den Zutaten, die mein Körper so gar nicht mochte. Entsprechend tat ich mir damit nichts Gutes.

Ich empfand es auch als völlig normal, mir um die Weihnachtszeit herum allerlei Adventsleckereien zu gönnen. Alle anderen taten es ja auch.

Gerade in der vorweihnachtlichen Zeit, die in den Supermärkten bereits Anfang September beginnt, wird man Tag für Tag verlockt, nach dem Grundsatz »Iss dich glücklich«.

Wir backen fleißig Plätzchen aus Weißmehl und Industriezucker, verschenken einen Teil und den Rest gönnen wir uns immer mal zwischendurch. Lebkuchen und Co sind spätestens ab November immer im Vorratsschrank vorhanden, natürlich nur für den Fall, dass mal Besuch kommen sollte. An jedem Adventssonntag sitzen wir dann vor unserem flackernden Adventskranz und bedienen uns am Plätzchenteller. Auf den Weihnachtsmärkten warten Glühwein und Punsch, gebrannte Mandeln sowie Fettiges aus der Frittenbude darauf, von uns genüsslich verzehrt zu werden. Eine Weihnachtsfeier jagt die nächste und die Einladungen zum gemütlichen Raclette bei Freunden häufen sich.

Ist das Fest dann da, wird kulinarisch so richtig Gas gegeben. Wochenlang haben wir geplant, was es denn nun Leckeres an welchem Weihnachtsfeiertag geben soll. Eine Weihnachtsgans mit Klößen, Kartoffelsalat mit Würstchen, Raclette oder vielleicht mal was Exotisches wie Ente à l'Orange?

Zu Neujahr erwachen wir endlich wieder aus unserem wochenlangen Fresskoma, haben allerdings erst noch mit dem Kater der Silvesternacht zu kämpfen. Wir ärgern uns zwar über zugenommene Kilos und eine gewisse körperliche Trägheit, aber irgendwie ist das ja alles halb so wild und auch völlig normal, da die Weihnachtszeit ja nun mal dazu da ist, es sich so richtig gut gehen zu lassen. Nur leider ist es etwas ungünstig, dass sich diese Periode im Extremfall über zwei bis drei Monate, also fast ein Viertel des Jahres, hinwegzieht.

Meine körperlichen Beschwerden nahmen in den Wintermonaten immer besonders zu und von Vitalität konnte ich nur träumen. Aber es erschien mir eben normal, mich in dieser Jahreszeit, in der für mich ungeeignetes Essen in Massen zu finden war, nicht zurückzuhalten. Sollte ich Weihnachtsmarktbesuche meiden? Essenseinladungen ausschlagen? Und an Heiligabend mit einer Gemüsesuppe am Tisch sitzen, während meine Familie sich über die Gans hermachte? Als ich länger darüber nachdachte, wurde mir klar, dass ich es mir in meiner Abhängigkeit von den äußeren Umständen bequem gemacht hatte. Weihnachten hin oder her – ich konnte sehr wohl selbst bestimmen, ob ich mich an jeder Schlemmerei beteiligte oder mich trotz der vielen Versuchungen so ernährte, wie es gut für mich war.

Oft hörte ich den Satz: »Aber es ist doch Weihnachten. Da sollte man sich nichts verbieten und sich auch mal was gönnen.« »Sich auch mal was gönnen« ist generell ein beliebtes Argument, gegen das man nicht ankommt. Die Frage ist nur, ob es noch als »auch mal« gilt, wenn es sich um eine Phase von mehreren Wochen handelt.

Natürlich ging es mir nicht darum, mich aus der Weihnachtszeit komplett auszuklinken. Aber ich sah es nicht mehr ein, ein Opfer von äußeren Umständen zu sein. Ich wollte eben nicht mehr bei jedem selbst gebackenen Plätzchen zugreifen, das mir vor die Nase gehalten wurde, und auch nicht mehr an den Weihnachtstagen nur noch mit Verdauen beschäftigt sein. Stattdessen entschied ich, dass ich mich in meiner Ernährungsweise nicht länger von Feiertagen und Traditionen derart beeinflussen lassen würde. Diese konnte ich auch gut mit für mich passenden Alternativen zelebrieren.

Abgrenzung ist unausweichlich, sobald man sich alternativ ernähren möchte. Es wird oft als unhöflich betrachtet, wenn man beispielsweise den selbst gebackenen Streuselkuchen der Arbeitskollegin nicht kosten will. Erst recht wenn sich alle Kollegen im Büro wie wahnsinnig darauf stürzen und aufgeregt davon schwärmen: »Du, die Anita hat einen Apfel-Streuselkuchen mitgebracht. Der ist selbst gebacken! Der ist so lecker, den musst du probieren. Ich hole mir später gleich noch ein Stück!«

Wenn ich dann keine Lust habe, wieder auf meine Zucker- oder Weizenunverträglichkeit aufmerksam zu machen, und still und heimlich einfach kein Stück Kuchen nehme, werde ich schief angeschaut: »Ja, wie jetzt? Willst du kein Stück von dem Kuchen probieren?«

Die Antwort »Nein, danke. Ich esse ja keinen Zucker und keinen Weizen« stößt leider oft auf Unverständnis. Stattdessen wird einem gern mal eine Essstörung oder ein Diätwahn unterstellt, wenn man sich von fettigem, süßem und ungesundem Zeug fernhält.

Es kann durchaus unangenehm sein, ständig aufs Neue dankend zu verneinen, wenn einem etwas angeboten wird, und das mag auf den ersten Blick auch unhöflich erscheinen. Aber die Option, in den sauren Apfel zu beißen und aus Höflichkeit oder eben nur, weil alle anderen auch nicht Nein sagen, eine Ladung Bauchkrämpfe zu provozieren, fiel für mich irgendwann nun einmal weg. Lieber blieb ich meinem Wissen und Gefühl in Bezug auf meinen Körper treu. Denn erst wenn wir unserem Bauchgefühl vertrauen und ganz bewusst selbst bestimmen, was wir zu uns nehmen und was nicht – und zwar unabhängig von diversen Angeboten und Meinungen –, werden wir uns dauerhaft wohlfühlen und im Ernährungsdschungel zurechtfinden.

Bauch oder Kopf?

Wem sollen wir nun eigentlich vertrauen? Der Intuition, einer Art Eingebung oder Ahnung, oder dem Verstand, durch den wir logische Schlüsse ziehen?

Wir dürfen beiden vertrauen und sowohl den Bauch – mit seiner gefühlten Ahnung – als auch den Kopf – mit seinem greifbaren Wissen – immer zu Wort kommen lassen. Ignorieren wir eine dieser Instanzen, kann uns das in Unentschlossenheit und Unzufriedenheit zurücklassen.

Das Bauchgefühl taucht spontan auf, meist noch bevor der Kopf sich meldet. Deswegen sollten wir zuerst auf die Intuition hören und diese auch Ernst nehmen. Mit dem Verstand können wir unser Bauchgefühl dann ergänzen und abgleichen. Wichtig ist es, dieses Gefühl gedanklich nicht klein zu machen. Es gibt schließlich einen Grund, weshalb der Bauch sich meldet – manchmal verstehen wir diesen erst im Nachhinein.

Nehmen wir ein simples Beispiel: den berühmten Rosenkohl, den die Großmutter immer gern kochte. Sie betonte, wie gesund er sei und dass er gefälligst regelmäßig zu essen sei. Angenommen, er schmeckt uns einfach nicht, aber wir bereiten ihn trotzdem alle paar Wochen für das gute Gewissen zu. Dann lassen wir ausschließlich den Kopf bestimmen und ignorieren unser Bauchgefühl.

Hören wir jedoch auf unseren Bauch, der dem Kohl abgeneigt ist, dann scheint unser Körper ihn gar nicht zu wollen und auch nicht zu brauchen. Der Kopf kann uns ein alternatives Gemüse, wie zum Beispiel Grünkohl oder Brokkoli, in Erinnerung rufen, auf das wir mehr Appetit haben.

Dann haben wir sowohl Bauch als auch Kopf sprechen lassen und sind klar und zufrieden.

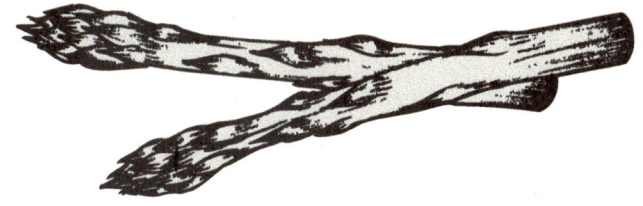

KAPITEL 2

FERTIGESSEN MACHT WIRKLICH FERTIG.
Bye bye, Glutamat und Co.

Ich wurde Mitte der Achtzigerjahre in eine Trendwelle gesunder Ernährung hineingeboren. Meine Eltern zogen bei diesem Trend fleißig mit – zumindest bis Anfang der Neunziger – und vermieden jede Form von Fertigessen. Nur Bio, Vollkorn und Selbstgemachtes kam auf den Esstisch. Bereits als Baby bekam ich täglich Sojamilch und selbst gekochten Gemüse- und Obstbrei. Als ich dann alle Milchzähne hatte und mit dem Essen so richtig loslegen konnte, dominierten Hirse, Vollkornreis und Gemüse den Speiseplan. Meine Eltern besaßen sogar eine eigene Getreidemühle aus Holz, die mit ihrem Umfang fast die komplette Arbeitsplatte der Küche in Anspruch nahm. Aber das machte nichts, denn sie wurde ja fleißig genutzt, um das Vollkornmehl fürs tägliche Brot zu mahlen. Fertigessen gab es aus Prinzip nicht, von Süßigkeiten ganz zu schweigen. Das Höchste der Gefühle waren Honig-Gummibärchen aus dem Reformhaus.

Man kann also grob zusammenfassen, dass ich die ersten acht Lebensjahre weitestgehend ohne künstliche Zusatzstoffe in der Nahrung aufgewachsen bin.

Doch dann, zu Beginn der Neunzigerjahre, endete die extrem gesundheitsbewusste Phase meiner Eltern im Zuge ihrer Trennung. Ich lebte bei meiner Mutter und der Alltag einer alleinerziehenden berufstätigen Frau mit zwei Kindern ließ den zuvor sehr hohen Aufwand der Nahrungszubereitung verständlicherweise nicht mehr zu. Also wurden nach und nach praktische Fertigprodukte und andere verarbeitete Lebensmittel in den familiären Speiseplan integriert – so wie in vielen anderen Familien eben auch. Was sollte daran auch schlimm sein? Obst und Gemüse gab es ja trotzdem noch. Ich freute mich damals ungemein, endlich auch mal die gleichen Köstlichkeiten wie meine Freundinnen essen zu dürfen: Kartoffelpüree aus der Tüte, Fix-Suppen und Soßenpulver, Pudding aus dem Kühlregal und Softdrinks in Plastikflaschen. Die Sachen schmeckten so anders und viel intensiver und das Tollste war: Die Zubereitung ging so schnell – Dose auf, warm machen, fertig! Hinterher noch ein paar Kekse und ich war zufrieden. Auch fühlte ich mich meinen Freundinnen und Klassenkameraden zugehöriger. Es war einfach cool, zu Hause das Essen aus der TV-Werbung zu haben und auf dem Pausenhof den Schokoriegel anstelle einer ungeschälten Bio-Möhre auszupacken.

Ich durfte auf einmal essen, was ich wollte, und für mich war das damals ein Geschenk des Himmels. Ich erinnere mich, dass ich als kleines Mädchen – noch während der alternativen Ernährungsphase meiner Eltern – immer davon geträumt hatte, Schokolade und Co essen zu dürfen. Kein Wunder, da ich ja außer an den Kindergeburtstagen meiner Freunde, an Weihnachten oder Ostern kaum damit in Berührung kam. Entsprechend war es für mich wie ein wahr gewordener Traum, als in unserem Vorratsschrank irgendwann auch Chips, Gummibärchen und Schokoladenkekse zu finden waren.

Die Ernährungsumstellung von sehr gesund auf eher normal bis ungesund rächte sich allerdings mit der Zeit. Nach einigen

Monaten hatte ich erstmals mit gesundheitlichen Probleme zu kämpfen: Bauchkrämpfe, plötzliche Erschöpfungszustände und generelle Trägheit. Meine Noten wurden schlechter, ich hatte keine Lust mehr, zum Sport zu gehen, und verbrachte meine Zeit nach der Schule erschreckend gern vor dem Fernseher. Ich wurde einfach faul. Natürlich kann man das auch mit dem sich anbahnenden Beginn der Pubertät in Verbindung bringen, aber für mich war diese plötzliche Trägheit eher ungewöhnlich, da ich von klein auf ein sehr ehrgeiziger Natur- und Sportfreak gewesen war. Zum einen machte mir die Scheidung meiner Eltern natürlich zu schaffen, zum anderen war ich rückblickend betrachtet die Zusatzstoffe, im Vergleich zu manch anderem, ja nicht von klein auf gewohnt. Mein Körper war gänzlich überfordert. Aber keiner der Ärzte, die ich damals besuchte, kam auf die Idee, mich zu meinen Essgewohnheiten zu befragen.

Heutzutage ist das undenkbar, es würden sofort diverse Unverträglichkeitstests folgen. Stattdessen wurden bei mir Ultraschall- und Blutuntersuchungen durchgeführt, die kein auffälliges Ergebnis brachten. Meine Eltern und ich vertrauten damals der ärztlichen Meinung, die besagte, es sei alles in Ordnung, die Symptome lägen am Stress und gingen sicher bald wieder weg. Also arrangierte ich mich erst einmal mit meinen Beschwerden, bekam meine Schulleistungen in den Griff und machte auch wieder etwas mehr Sport – jedoch alles unter viel höherer Anstrengung als zuvor.

Im jungen Teenageralter begriff ich dann, dass meine Beschwerden in irgendeiner Form mit der Nahrung zusammenhängen mussten, denn die Bauchkrämpfe wurden immer heftiger und kamen meist direkt nach dem Essen. Jedoch konnte ich kein bestimmtes Lebensmittel als Verursacher entlarven und auch die Allergietests – Unverträglichkeitstests wurden mir damals tatsächlich nicht angeboten, möglicherweise waren sie noch nicht so »in« – bei einer weiteren ärztlichen Untersuchung brachten kein Ergebnis. Ich machte damals sogar schon eine Darmflora-Aufbau-Kur, aber bereits nach wenigen Wochen kehrten alle Beschwerden zurück. Es schien aussichtslos, noch mehr Mühe reinzustecken, und im Alter von 13 Jahren hatte ich eh keine Nerven, ständig von Arzt zu Arzt zu rennen. An die zeitweise Energielosigkeit gewöhnte ich mich und die Bauchkrämpfe kamen ja nicht täglich, sondern eher ein- bis zweimal die Woche. Also überlegte ich mir gewisse Tricks, dir mir halfen, besser damit umzugehen. Ein damaliges Erlebnis brachte mich dann zu der Taktik, meine Hauptmahlzeit immer abends einzunehmen und mittags nur eine Banane, damit ich unterwegs nicht von Bauchschmerzen gequält wurde: Eines Mittags, nach einem deftigen Essen, machte ich mich auf zum Selbstverteidigungskurs, für den meine Eltern mich damals angemeldet hatten. Nach einer Übung zur geschickten Abwehr von Angreifern sollten wir uns auf den Boden legen, um das kraftvolle Tier in unserem Solarplexus zu ergründen. In meinem Solarplexus war zu diesem Zeitpunkt tatsächlich so einiges zu ergründen, nur kein starkes Tier. Stattdessen spürte ich ein unangenehmes Rumoren und eine enorme Übelkeit. Ich sprang auf – zum Schrecken meiner Mitkursteilnehmer, die sich gerade auf der entspannten Reise zu ihrem inneren Krafttier befanden – und rannte auf die Mädchentoilette, um Schlimmeres zu verhindern. Damals beschloss ich, zukünftig nie wieder einen Happen zu essen, bevor ich das Haus verließ.

Ich hatte dermaßen Angst davor, dass die Krämpfe in Situationen eintreten könnten, in denen ich mich nicht zu Hause mit einer Wärmflasche verkriechen konnte, dass ich oft lieber hungerte, als irgendetwas zu riskieren.

Phasenweise traten die Beschwerden seltener auf und ich konnte auch wieder öfter außerhalb etwas essen. Das generelle Unwohlsein war zu einem Teil von mir geworden, den ich auch gar nicht mehr ganz so bewusst wahrnahm. Ich dachte: Na gut, es ist eben so. Die Ärzte finden ja nichts, also muss ich mich damit abfinden und eben auf meine Weise damit umgehen.

Mit 19 kam der Zeitpunkt, an dem ich mein »Thema« wieder mehr ins Visier nahm und Nahrung mit Zusatzstoffen komplett von meinem Speiseplan verbannte, nachdem meine Schwester, die ähnliche Symptome hatte, eines Tages mit der Diagnose Glutamatunverträglichkeit vom Arzt kam. Das gab mir Hoffnung. Vielleicht hatte ich ja auch so was. Damals hatte ich noch keine Ahnung, was Glutamat sein sollte. Meine Schwester erklärte mir, dass das ein Zusatzstoff sei, ein sogenannter Geschmacksverstärker, der bei Unverträglichkeit zu allerlei körperlichen Beschwerden führe.

Da war mir klar, Glutamat wäre ab sofort auch für mich tabu.

Der Begriff »Zusatzstoffe« ließ mich nicht mehr los. Ich recherchierte alle Zusatzstoffe, die es gab, und stellte fest: Davon gibt's eine Menge! Und alle hatten merkwürdige Code-Namen, wie beispielsweise E 621 oder E 951. Wer sollte denn da noch durchblicken? Aber auch exotisch klingende Begriffe wie Mononatriumglutamat und Aspartam machten die Sache nicht einfacher. Tatsächlich ist es so, dass Zusatzstoffe in der Deklarierung der Inhaltsstoffe auf den Packungen der Lebensmittel vermerkt sind. Doch wer nimmt schon ein Lexikon für Fachbegriffe der Lebensmittelindustrie mit zum Einkaufen? Für mich war die Erkenntnis damals wirklich erschreckend, dass so vielen Lebensmitteln künstliche Stoffe zugesetzt sind. Mittlerweile ist das vielen Menschen bewusst und immer mehr verzichten auf Fertigprodukte. Auch die Lebensmittelhersteller haben reagiert und preisen ihre Fertigtütchen mittlerweile mit Aufschriften wie »Ohne Geschmacksverstärker« an oder sie verpacken das Wort »Natur« geschickt in ihre Slogans, sodass der Konsument das Produkt tatsächlich mit

Natürlichkeit assoziiert. Ganz schön raffiniert! Blickt man dann auf die Rückseite der Verpackung, findet man trotzdem noch den ein oder anderen Stoff, den man nicht auf Anhieb identifizieren kann. Ich beschloss, auf eine echte naturbelassene Ernährung umzusteigen. Da ich mich nicht täglich und auch nicht ausschließlich von Fertigessen, Chips und Co ernährt hatte – so gut wie in Kindertagen schmeckte das alles längst nicht mehr –, fiel die Umstellung gar nicht mal so schwer.

Zusatzstoffe in der Nahrung

Die Liste der sogenannten E-Nummern ist lang. Zu den Zusatzstoffen zählen zum Beispiel Farb- und Konservierungsstoffe, Verdickungs- und Süßungsmittel sowie Geschmacksverstärker. Im Zuge einer naturbelassenen Ernährung sollte komplett auf Zusatzstoffe verzichtet werden. Die Auswirkungen auf den Körper sind oft nicht ausreichend erforscht und teilweise umstritten. Einige gelten als bedenklich, andere wiederum als völlig unbedenklich.

Hier eine kleine Auswahl an kritisch betrachteten Zusatzstoffen:

Farbstoffe stecken unter anderem in Desserts, Schmelzkäse, Back- und Süßwaren, Marmeladen und Limonaden. Die Nummern E 102 (Tartrazin), E 110 (Gelborange S), E 122 (Azorubin), E 124 (Cochenillerot A), E 129

*(Allurarot AC), E 131 (Patentblau V) und E 132 (Indi-
gotin I) können zu pseudoallergischen Reaktionen der
Atemwege sowie der Haut führen. Bei E 102, E 110, E 122,
E 124 sowie E 129 wird zusätzlich vor einer Beeinträch-
tigung der Aufmerksamkeit und Aktivität von Kindern
gewarnt.*

*Zu den Antioxidationsmitteln, Konservierungsstof-
fen und Farbstabilisatoren, die problematisch auf den
Körper einwirken können, zählen zum Beispiel E 220
(Schwefeldioxid), E 221 (Natriumsulfit), E 222 (Natri-
umhydrogensulfit), E 223 (Natriummetabisulfit), E 224
(Kaliummetabisulfit), E 226 (Calciumsulfit), E 227 (Cal-
ciumhydrogensulfit) und E 228 (Kaliumhydrogensulfit).
Diese sogenannten Sulfite sind unter anderem in Trocken-
früchten, Kartoffel-Fertigprodukten, Kuchenfüllungen
und Wein enthalten.*

*Geschmacksverstärker, die körperliche Reaktionen aus-
lösen können, gibt es einige. Sie sorgen nicht nur in
Würzmitteln für ein verstärktes Aroma, auch in Fertig-
suppen, Konserven, und Knabberzeug sind Glutamate
zu finden. Dazu gehören: E 620 (Glutaminsäure), E 621
(Mononatriumglutamat), E 622 (Monokaliumgluta-
mat), E 623 (Calciumdiglutamat), E 624 (Monoammo-
niumglutamat) und E 625 (Magnesiumdiglutamat).*

*Die Süßstoffe E 950 (Acesulfam-K), E 951 (Aspartam),
E 952 (Natriumcyclamat), E 954 (Sacharin) und E 955
(Sucralose) sowie die Zuckeraustauschstoffe E 420 (Sor-
bit), E 421 (Mannit), E 953 (Isomalt), E 965 (Maltit)*

> und E 966 (Lactit) können unter anderem in Desserts, Brotaufstrichen, Getränken, Kaugummis oder Fertigsoßen stecken.
>
> Quelle:
> Bundesministerium für Ernährung und Landwirtschaft:
> https://www.bmel.de/DE/Ernaehrung/Kennzeichnung/VerpflichtendeKennzeichnung/Allgemeine_Kennzeichnungsvorschriften/_Texte/E-Nummern.html

Allein die Optik so mancher Fertignahrung schreckt ja auch eher ab, als Appetit zu machen. Ich konnte derartige Gerichte des Öfteren genauer ins Visier nehmen, wenn ich meiner Oma einen Besuch abstattete. Mit zunehmendem Alter wurde es ihr zu anstrengend, selbst zu kochen, aber sie war noch nicht bereit für Essen auf Rädern. Sie griff daher auf die klassischen Ein-Mann-Menüs aus dem Tiefkühl- oder Kühlregal zurück, die man nur noch in die Mikrowelle schieben musste. Es gab Zusammenstellungen wie Rouladen mit Rotkohl und Klößen, Hühnerfrikassee mit Reis oder Spätzle mit Geschnetzeltem. Nachdem sie das aufgewärmte Essen dann auf ihren Teller gefüllt hatte, sah das wirklich alles andere als lecker aus. Irgendwie fad, farblos und schleimig, sodass man sich natürlich fragt, wie nahrhaft das Ganze sein kann. In ihrem Fall verstehe ich allerdings sehr gut, dass sie in der Not auf diese Art Fertiggerichte zurückgriff. Manchmal hat man auch einfach keine andere Wahl, aber ich selbst hatte sie ja zum Glück noch.

Nicht nur die Optik, auch der Geruch von stark verarbeiteten Lebensmitteln ist teilweise wirklich auffällig. Den nehme ich jedoch erst wahr, seitdem ich auf diese Dinge konsequent verzichte, dafür allerdings in einer sehr massiven Form. Als ich eines Mittags mit Freundinnen im Café saß, um eine Kleinigkeit zu essen, roch es auf einmal ganz merkwürdig. Ich schaute mich irritiert um und fragte die Mädels: »Sagt mal, riecht ihr das?«

Tina antwortete: »Hä? Was meinst du denn? Den Typ nebenan?«

Ich verzog das Gesicht. »Nein, das riecht irgendwie so richtig künstlich.«

Tina schaute mich fragend an. »Alles okay bei dir? Also ich riech hier nichts, bis auf das penetrante Eau de Cologne von dem da drüben.«

Anna, die dritte im Bunde, meldete sich mampfend zu Wort: »Also ich weiß gar nicht, was ihr habt, ich rieche hier überhaupt nichts Komisches. Aber dieser Wrap ist einfach himmlisch.«

Als ich auf den Tisch blickte, entdeckte ich den Übeltäter. Es schien der Fladen von Annas mexikanischem Wrap zu sein. Ich erinnerte mich wieder an den Geruch der in Plastik verpackten Fertigwraps aus dem Supermarkt, die ich früher selbst oft gekauft hatte. Für mich roch Annas Wrapfladen so stark nach Chemie, dass ich mich fragte, warum die anderen es nicht wahrnehmen konnten. Und ich erschrak richtig: Das war immerhin ein Lebensmittel.

Wie beispielsweise Glutamat akut auf den menschlichen Körper wirken kann, erlebte ich eines Tages, einige Zeit nach dem Erlebnis im Café, bei einem Essen in einem thailändischen Restaurant. Ich verzichtete schon mehrere Jahre auf Geschmacksverstärker und war entsprechend resensibilisiert. An diesem Abend hatte ich vergessen, meine zwei üblichen Fragen im Restaurant zu stellen: »Bereiten Sie alles frisch zu?« und »Verwenden Sie Geschmacksverstärker?«. Prompt bekam ich die Quittung. Nach einer großen Portion Pad Thai – und ich bin mir sicher, es lag nicht am Jasmin-Tee – wurde mir auf einmal schwindelig und fast schwarz vor Augen. Mein Kopf dröhnte und ich hatte das dringliche

Bedürfnis, mich einfach flach auf den Boden zu legen – was mir in dieser Situation jedoch etwas ungünstig erschien. Beim Bezahlen fragte ich doch einmal nach und tatsächlich war es so, dass Glutamat an diesem Abend meinem Pad Thai die entsprechende Würze verliehen hatte. Zu Hause legte ich mich direkt hin und versuchte einzuschlafen. Leider drehte sich alles und ich hatte das Gefühl, gerade von einer durchzechten Nacht heimgekommen zu sein – das musste ja wirklich eine ordentliche Ladung Glutamat gewesen sein. Ich hoffte nur, mich zumindest am nächsten Tag nicht noch mit einem Kater quälen zu müssen. Immerhin bestätigte mich diese Erfahrung darin, dass ich mit dem Verzicht auf künstliche Zusatzstoffe die richtige Entscheidung getroffen hatte. Ein Bekannter, der ebenfalls seit Jahren Geschmacksverstärker strikt gemieden hatte, erzählte mir, dass er, nachdem er versehentlich eine Mahlzeit mit Glutamat zu sich genommen hatte, vor lauter Benommenheit fast vom Fahrrad gefallen sei.

Doch nicht nur Zusatzstoffe können problematisch sein. Ein weiteres Nahrungsmittel, das ich begann äußerst kritisch zu betrachten, war das Speisesalz. Salz verleiht vielen Speisen überhaupt erst Geschmack, zumindest empfinden wir das so. Ich hörte von einem Mann, der eine Salzentwöhnung durchgezogen hatte und die Lebensmittel in ihrer Reinheit, ohne zusätzliche Würzung, nun als ausreichend geschmackvoll wahrnahm. Das faszinierte mich sehr und ich fragte mich, ob es überhaupt nötig und vor allen Dingen gesund sei, jedem herzhaften Essen eine Extra-Ladung Salz hinzuzufügen? Und die Antwort war recht schnell klar: Ich fühlte mich nach zu salzigem Essen oft richtig ausgebrannt und hatte großen Durst. Zu viel Salz konnte also nicht gesund für mich sein, denn es wirkte sich negativ auf den Wasserhaushalt meines Körpers aus. Wie viel Salz in Fertiggerichten steckt, wissen wir nicht, da wir es nicht selbst hinzufügen. Kochen wir hingegen frisch, bestimmen wir selbst über die Menge an Speisesalz in unserem Essen.

Da ich auf weitestgehend naturbelassene Nahrung umstieg, kaufte ich auch unbehandeltes Obst und Gemüse aus der Region. Der Nachteil ist nur der, dass es schneller verdirbt. Das merkte ich nach meinem ersten Großeinkauf. Ich hatte eigentlich geplant, Obst und Gemüse für eine gesamte Woche im Voraus zu kaufen, und war es gewohnt, dass die Lebensmittel auch so lange hielten. Mit unbehandelten Nahrungsmitteln war das allerdings nicht der Fall. So blieb mir letztendlich nur die Hälfte meines Einkaufs erhalten und ich musste einen Großteil wegschmeißen, bevor ich ihn verzehren konnte. Das war dann wohl gründlich in die Hose gegangen. Ich verstand, dass, wenn ich mich frisch und gesund ernähren wollte, ich auch mehrmals wöchentlich frisch einkaufen musste. Das bedeutete dann allerdings auch mehr Zeitaufwand.

Auch die Nahrungszubereitung war seit dem kompletten Verzicht auf Fertigprodukte etwas aufwendiger geworden. Während ich mir zuvor etwa dreimal die Woche die Zeit dafür genommen hatte, kochte ich von da an fast täglich frisch. Die Zeiten, in denen ich nach einem langen Tag eine Fertigpizza in den Ofen geschoben hatte, waren vorbei. Stattdessen kochte ich oft Reis mit Gemüse, Nudeln mit diversen Soßen, die auch ohne Fixmischung schnell zuzubereiten waren, oder briet ein Steak an. Und wenn ich zu faul zum Kochen war, gab es einfach Brot und Salat.

Ein Leben ohne Fertigprodukte war definitiv schon mal ein besseres Leben. Ich aß automatisch mehr Obst und Gemüse und hatte einen ersten Schritt in Richtung einer neuen Ernährungsform gewagt. Doch trotz großer Erwartungen trat auch nach längerer Zeit keine bemerkenswerte Besserung meiner Beschwerden ein. Ich musste mir eingestehen, dass die Zusatzstoffe wohl nicht allein für mein Problem verantwortlich waren. Vor allen Dingen Symptome wie ein aufgeblähter Bauch nach dem Essen, Pickel und ein aufgequollenes Gesicht an so manchem Morgen waren immer noch nicht verschwunden. Auch die Energielosigkeit, die ich eigentlich ausschließlich auf die Zusatzstoffe geschoben hatte, begleitete mich weiterhin. Ich musste also nach weiteren Übeltätern unter den Lebensmitteln suchen, die ich immer noch zu mir nahm. Aber was sollte denn nun noch schädlich für mich sein, jetzt, wo ich auf eine natürliche Kost umgestiegen war?

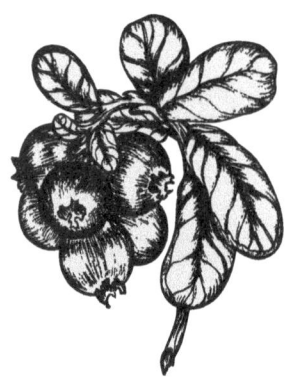

KAPITEL 3

EIN LEBEN OHNE WEIZEN UND ZUCKER – GEHT DAS?
Vom Abschiednehmen und fiesen Entzugserscheinungen

Nachdem ich einige Jahre ohne Fertigessen ausgekommen war und immer mal wieder verschiedene Dinge erfolglos ausprobiert hatte, hatte ich mit Mitte zwanzig die Nase endgültig voll. Also nahm ich dann die nächste Ernährungsumstellung vor und diesmal ging es ans Eingemachte. Ich hörte von einer sogenannten Zöliakie – heutzutage ja die Volkskrankheit schlechthin – und marschierte prompt zum Gastroenterologen mit der Absicht, mich auf eine Glutenunverträglichkeit testen zu lassen. Die Tests auf Laktose- und Fruktoseintoleranz waren bereits negativ ausgefallen, aber vielleicht hätte ich ja diesmal »Glück« und es war die Zöliakie.

Jetzt könnte man sich fragen, wieso ich mir eine Unverträglichkeit wünschte. Aber nach all den Jahren voller Unwissenheit darüber, was mit mir nicht stimmte, war ich einfach an dem Punkt, so einiges in Kauf zu nehmen, nur um endlich Klarheit zu haben. Hätte man mir eine dieser Intoleranzen als Ursache meiner Beschwerden diagnostiziert, hätte ich einfach auf den entsprechenden Stoff verzichtet und ein entspanntes Leben geführt. So stellte ich mir das zumindest vor. Heute weiß ich, dass Unverträglichkeiten nicht immer nachgewiesen werden können beziehungsweise die Testergebnisse oft keine hundertprozentige Sicherheit liefern können. Außerdem ist mir klar geworden, dass Unverträglichkeiten oft ein Zeichen für eine generelle Überforderung des Körpers sind.

Nachdem auch keine Glutenunverträglichkeit festgestellt worden war und die Magen- und Darmspiegelungen einige Monate zuvor nur leichte Gereiztheiten der Organwände, aber sonst nichts Auffälliges gezeigt hatten, wollte ich endlich eine Diagnose vom Magen-Darm-Experten. Die lieferte er mir dann auch: »Reizdarmsyndrom!« Na super, was sollte das denn bitte schön sein? Dass ich einen gereizten Darm hatte, wusste ich ja schon längst – das ließ mein Bauch mich ja auch seit Jahren spüren. Auf meine Frage, wie es zu diesem Reizdarm gekommen sei und was man dagegen unternehmen könnte, hatte der Arzt leider keine wirklich hilfreiche Antwort, außer dass ich auf meine Ernährung achten und meinen Verdauungstrakt schonen sollte. Nur hätte ich gern einmal gewusst, wie im Detail ich das anstellen sollte, wenn ich ja angeblich jedes Lebensmittel vertrug.

Auch wenn ich mich so sehr nach einer klaren Diagnose sehnte, konnte ich mit dieser so rein gar nichts anfangen. Weder damals noch heute ist das Reizdarmsyndrom für mich eine eindeutige Krankheit. Es scheint mir vielmehr ein Begriff für Störungen im Verdauungstrakt zu sein, die sich auf den ersten Blick nicht erklären lassen. Auch durch Googeln wurde ich nicht schlauer. Die Beschreibungen des Reizdarmsyndroms waren vollkommen unspezifisch und die Symptome hätten auch zu tausend anderen Krankheitsbildern passen können. Für mich war klar, dass ich mich mit dieser Diagnose nicht zufriedengeben würde. Ich hatte einen gereizten Darm, okay. Dafür musste es doch aber eine dauerhafte

Lösung geben. Ich beschloss, von da an nur noch auf mein eigenes Bauchgefühl zu hören und trotz fehlender ärztlich attestierter Allergien oder Unverträglichkeiten gewisse Speisen von meinem Speiseplan zu streichen.

Auch wenn offiziell keine Zöliakie festgestellt wurde, entschied ich mich, auf bestimmte Getreidesorten zu verzichten, in meinem Fall waren es Weizen und Roggen. Auch meinen generellen Zuckerkonsum wollte ich überdenken, denn wenn es Phänomene wie Milchzucker- und Fruchtzuckerunverträglichkeiten gab, schien Zucker eine besondere Herausforderung für so manchen Verdauungstrakt zu sein.

Bevor ich begann, auf diese Lebensmittel zu verzichten, beobachtete ich gezielt die Reaktionen meines Körpers nach dem jeweiligen Verzehr. Und ich nahm sowohl bei den Getreiden als auch beim Zucker ähnliche Dinge wahr: Manchmal ereilten mich Krämpfe, mir wurde schwindelig oder mein Gesicht quoll auf. Einmal bildete sich über Nacht sogar eine richtige Schwellung über dem Augenlid. Und mein aufgeblasener Bauch nach dem Essen wies mich ganz deutlich darauf hin, dass er diese Nahrungsmittel nicht gut vertrug. Doch nicht nur das – es war auch einfach peinlich, zwischendurch immer mal wieder wie im dritten Monat schwanger auszusehen. Den Bauch einzuziehen, bringt in dem Fall nichts mehr – das hatte ich ein paarmal erfolglos versucht. Auch handelte es sich in meinem Fall nicht um Blähungen, denn bei Blähungen will die Luft ja immerhin aus dem Bauch entweichen. Nein, mein Bauch war einfach nur aufgeblasen und blieb es auch.

Auch mein inneres Empfinden beim jeweiligen Verzehr nahm ich ganz bewusst wahr. Ich spürte einerseits Verlangen nach den Lebensmitteln, andererseits begleitete mich aber auch das Gefühl, dass sie mir nicht guttaten – und das war kein neues Gefühl. Im Prinzip wusste ich es seit Jahren, ich hatte es wohl nur nicht wahrhaben wollen. Denn wer möchte schon auf Brötchen, Pizza, Kuchen und allerlei Desserts verzichten?

Wie ich mittlerweile weiß, geht es schon lange nicht mehr nur darum, dass raffinierter Zucker und Weißmehl – ob Roggen oder Weizen – dick machen, Karies verursachen und nähr- bzw. vitalstoffarm sind. Es geht vielmehr darum, dass diese »Lebensmittel« bei einigen Menschen der Grund für massive körperliche Reaktionen sein können, die oft auch gar nicht mit der Ernährung in Zusammenhang gebracht werden. Eine Bekannte, deren Gesicht von Pickeln übersät war, hatte nach einem zweimonatigen Verzicht auf Zucker eine lupenreine Haut. Eine weitere Freundin hatte einen undefinierbaren geschwollenen Knoten am Hals, der nach mehrwöchigem Verzicht auf Weizen verschwand. Es gab also neben meinen eigenen Erfahrungen allein in meinem näheren Umfeld genügend Beispiele, die mich davon überzeugt hatten, dass ich mit meiner Reaktion auf bestimmte Getreide sowie Zucker nicht allein war. Daher könnte doch eigentlich fairerweise auch auf jeder Kekspackung stehen: »Kann bei übermäßigem Konsum zu Verdauungs- und Hautproblemen sowie vielen weiteren Beschwerden führen!«

Stattdessen sind die Supermarktregale überfüllt mit Teigwaren und zuckerhaltigen Lebensmitteln. Da tummeln sich Fruchtjoghurts und -säfte, in denen höchstens noch Spuren einer Frucht enthalten sind, Eiscreme, Kekse und massenweise Fertignahrung. Denn auch da steckt meist Zucker drin. Mir wurde damals mit einem Schrecken klar, welche Massen an Zucker man an einem Tag zu sich nehmen kann, ohne es zu merken. Genau die Tatsache, dass wir keinen Überblick mehr über unsere tägliche Zuckerzufuhr haben, macht den Konsum ja so gefährlich, da er ins Endlose ausufern kann.

Obwohl ich mich dazu entschieden hatte, fiel es mir wahrlich nicht leicht, komplett auf Industriezucker, Weizen und Roggen zu verzichten. Ich war nach meinem Verzicht auf Fertigessen eine richtige Hobbybäckerin geworden, die voller Leidenschaft einmal die Woche etwas zauberte. Torten mit leckeren Cremefüllungen und Glasuren sowie hauchfeinen Biskuitböden waren nicht nur lecker, sie sahen einfach toll aus. Auch Weißbrot liebte ich. Nichts konnte gegen ein Stück frisches Baguette mit Saucisson ankommen. Doch nachdem mir klargeworden war, wie schädlich all das sein konnte, und ich ja darauf hoffte, endlich die Ursache meiner Beschwerden zu finden, gab es eigentlich kein Zurück mehr. Ich hoffte, meine außer Kontrolle geratene Bauchregion in den Griff zu kriegen.

Pizza, Pasta, Kuchen, Weißbrot und jeglicher Süßkram waren nun tabu. Hilfe! Ich fragte mich zuallererst, was ich denn nun überhaupt noch essen konnte. Brot und Nudeln sind Grundnahrungsmittel in unserer Gesellschaft. Doch ich hatte noch Glück. Während Weizen und Roggen meinen Verdauungstrakt stark forderten, vertrug ich zum Beispiel Hafer und Dinkel recht gut, wie ich mit der Zeit herausfand.

Gluten allgemein betrachtet schien also tatsächlich nicht mein Problem zu sein, denn im Dinkel steckt ja Gluten. Womöglich spielt die genaue Struktur des Klebereiweißes, die sich von Getreide zu Getreide unterscheidet, bei der Bekömmlichkeit auch eine Rolle. Auch wurde mir klar, dass eine mögliche Pestizidbelastung ebenso Einfluss auf die Verträglichkeit von Getreide nehmen kann, gerade wenn man empfindlich auf allerlei chemische Stoffe reagiert. So verfügt Dinkel über eine besonders feste Getreidehülse, den sogenannten Spelz, welche bei der Verarbeitung aufwendig entfernt wird und somit auch ein Großteil der Schadstoffe. Weichweizen hingegen muss aufgrund seiner Beschaffenheit nicht so aufwendig entspelzt werden, enthält dann aber womöglich noch wesentlich größere Mengen an Schadstoffen.

Gängige Getreide- und Pseudogetreidesorten

Glutenhaltige Getreidesorten

Getreidesorten, die glutenhaltig sind, verfügen über Klebereiweiß. Beschaffenheit und Menge des enthaltenen Klebereiweißes, des sogenannten Glutens, bestimmen über die Backeigenschaften des Getreides – aber bei immer mehr Menschen auch über seine Verträglichkeit.

***Weizen** (dazu zählen unter anderem Hartweizen und Weichweizen) ist vielseitig verwendbar und findet sich meist in Form von Kuchen, Gebäcken, Brot, Brötchen, Nudeln, Pizzateig oder Keksen wieder. Der Weizen ist in den letzten Jahren in Verruf geraten. Dazu führten unter anderem der hohe Glutengehalt sowie die dauerhafte Belastung des Blutzuckerspiegels bei regelmäßigem Verzehr von poliertem Weizen.*

***Roggen** wird als Alternative zum Weizen häufig für Brot, Brötchen sowie Knäckebrot verwendet. Ähnlich wie Weizen gilt Roggen aufgrund enthaltener Klebereiweiße für einige Menschen als schwer verdaulich.*

***Gerste** findet in der Küche kaum Verwendung, da ihre Backeigenschaften nicht mit denen anderer Getreidesorten mithalten können. Sie dient meist als Tierfutter oder zum Brauen von Bier.*

Dinkel galt als Lieblingsgetreide der Hildegard von Bingen und erlebt bereits seit einigen Jahren sein Comeback. Brot und Nudeln aus Dinkel sind attraktive Alternativen zu Weizenprodukten, auch Kuchen lässt sich aus Dinkel gut backen. Grünkern ist übrigens auch Dinkel – er wird nur früher geerntet.

Emmer, Einkorn und Kamut zählen wie auch der Dinkel zu den Urgetreidesorten und finden immer häufiger Platz auf den Tellern vieler Esser.

Hafer kommt meist in Form von Haferflocken in einem Müsli oder Brei auf den Tisch. Das Besondere am Hafer: Er ist im Vergleich zu manch anderem Getreide reicher an Nähr- bzw. Vitalstoffen.

Glutenfreie Getreidesorten
Für Menschen mit einer Glutenunverträglichkeit sind glutenfreie Getreidesorten eine beliebte Alternative. Jedoch sollten auch diese Getreide mit Bedacht gewählt werden, so können zum Beispiel Mais und polierter Reis bei hohem Konsum ungünstig auf den Blutzuckerspiegel wirken.

Hirse ist bekannt als reisähnliche Beilage zum Hauptgericht. Hirsebrei oder Hirsebällchen sind beliebte glutenfreie Speisen, die sich aus diesem Lebensmittel herstellen lassen. Hirsemehl eignet sich zum Backen von flachen Broten.

Mais erfreut sich großer Beliebtheit auf dem Speiseplan – ob als Popcorn, frischer Maiskolben, Zutat in Salaten oder mexikanischen Gerichten. Da dieses Getreide glutenfrei ist, dient Maismehl oft als Grundlage für glutenfreie Produkte wie Nudeln.

Reis ist sowohl in der Vollkorn- als auch in polierter Variante beliebt in vielen Küchen. Polierter Reis dient aufgrund kaum vorhandener Vitalstoffe meist als reine Sättigungsbeilage. Aus Reismehl werden ebenso wie aus Maismehl glutenfreie Nudelsorten oder andere Produkte hergestellt.

Pseudogetreidesorten

Pseudogetreide, frei von Gluten und zudem sehr vitalstoffreich, erfreuen sich als Getreideersatz immer größerer Beliebtheit bei bewussten Essern.

Buchweizen eignet sich in Form von Mehl zum Backen von Crêpes. Doch auch einfach gekocht als Beilage bereichert er Mahlzeiten. Galt er früher noch als »Arme-Leute-Essen«, wird er heutzutage sehr geschätzt. Dem Buchweizen wird ein hoher Gehalt an wertvollen Eiweißen nachgesagt, er ist jedoch frei vom Klebereiweiß Gluten.

Amaranth gilt als regelrechte Vital- und Nährstoffbombe. Meist ist er in der gepufften Variante für die Zubereitung von Müsli und Brei oder als Snackriegel erhältlich. Sein leicht süßliches Aroma macht ihn auch bei Kindern sehr beliebt.

*Quinoa macht das Rennen unter den Pseudogetreiden –
ob als Salat, Bratling oder in gekochter Variante. Die
eiweißreichen Samen voller wertvoller Nähr- bzw. Vitalstoffe sind nicht nur vielseitig einsetzbar, sie machen
auch noch richtig satt.*

Auch wenn die Urgetreide wieder beliebter werden, findet man an
vielen Bäckertheken überwiegend Backwaren mit Weizen- oder
Roggenanteilen. Wenn man Glück hat, gibt's eine Sorte Dinkelvollkornbrot und eine Sorte Dinkelbrötchen. Ich habe aber auch
schon erlebt, dass nicht ein einziges Produkt aus Dinkel zum Ver-
kauf stand. Damals fragte mich die Verkäuferin: »Suchen Se was
Bestimmtes?«

Ich antwortete: »Ja, ich hätte gern ein Dinkelvollkornbrot.«

Die Frau blickte mich schief an: »Was wollen Se? Dinkel? Nee,
so was ham wir nich!«

Ich hakte nach: »Nicht mal ein Dinkelbrötchen?«

»Also da müssen Se schon in 'ne Spezialbäckerei oder zum
Feinkostladen gehen. Wir ham hier nur Roggen und Weizen«, antwortete sie und wandte sich kopfschüttelnd ab.

Für meine neue Ernährungsform suchte ich mir hauptsächlich andere Sattmacher anstelle von Nudeln und Brot. Dabei standen zu Anfang Kartoffeln, Hirse und Hülsenfrüchte ganz oben auf
der Liste. Meine Beschwerden ließen bereits nach einer Woche
tatsächlich etwas nach. Das ermutigte mich natürlich, mit dieser
Ernährungsweise fortzufahren. Doch die erste Krise ließ nicht
lange auf sich warten. Ich erinnere mich an einen entspannten
Abend auf der Couch, etwa vier Wochen nachdem ich dem Weizen

abgeschworen hatte. Ich schaute mir bei ein paar Rohkostsnacks eine Folge *Friends* an und bekam prompt eine Heißhungerattacke. Wieso mussten sich Rachel und Co ausgerechnet jetzt eine Pizza bestellen? Ich starrte in einem plötzlich auftretenden Wahn die vor Fett triefenden Pizzastücke an und jede Zelle in meinem Körper schrie: »Das will ich auch! Und zwar sofort!« Ich schob meinen Rohkostteller beiseite, nahm mein Handy zur Hand und bestellte eine große Pizza Margherita mit Extra-Käse. Noch während ich auf das Essen wartete, meldete sich mein schlechtes Gewissen: »Du weißt, dass es dir danach schlecht gehen wird. Außerdem wirst du morgen früh beschissen aussehen. Willst du das wirklich? Du bist so schwach! Unfassbar, wie schwach du bist.« Aber einem Teil in mir, und zwar demjenigen, der das Ruder übernommen hatte, war diese Selbstanklage herzlich egal. Erst nachdem ich die halbe Pizza verdrückt hatte und leicht komatös, aber wieder mit einigermaßen klarem Verstand auf der Couch lag, meldete sich das schlechte Gewissen wieder. Ich schlug die Hände über dem Kopf zusammen, raffte mich auf, setzte eine Kanne Kräutertee auf und bereitete eine Wärmflasche vor, um Schadensbegrenzung zu betreiben.

Heißhunger ist wirklich fies und jeder kennt ihn. Normalerweise wird er nicht zum Problem, da wir meistens bereit sind, ihm nachzugeben. Wir können ihn stillen, indem wir dem Körper in diesem Moment geben, was er will. Zum Problem wird er erst, wenn wir beispielsweise abnehmen oder unsere Ernährung umstellen wollen. Wenn er uns dann packt und wir versuchen, uns dagegen zu wehren, geht es innerlich so richtig zur Sache und in den meisten Fällen verlieren wir gegen ihn. Zumindest kann ich das von mir behaupten. Mit reiner Willenskraft kam ich selten gegen ihn an. Erst nachdem ich später meine Ernährung komplett an meine persönlichen Bedürfnisse angepasst hatte, mich dauerhaft auf drei Mahlzeiten am Tag beschränkte, weitestgehend auf Snacks zwischendurch verzichtete und stattdessen ausreichend Flüssigkeit zu mir nahm, blieben störende Heißhungerattacken größtenteils aus.

Während ich mich an jenem Abend aber an meine Wärmflasche klammerte, beschloss ich, dass ich nicht so einfach von heute auf morgen meine Ernährung derart drastisch umstellen konnte. Der Verzicht auf Weizen, Roggen und Zucker war schon eine andere Nummer, als lediglich Fertigessen zu meiden. Vor allem Weizen in Form von Brot und Nudeln war ein täglicher Bestandteil meines Speiseplans gewesen. Ich musste mich in diesem Fall schrittweise entwöhnen und vor allen Dingen bewusst Abschied nehmen, auch wenn das vielleicht bedeutete, dass ich mit meinen Beschwerden noch ein bisschen länger zu kämpfen hatte. Dank meiner Heißhungerattacke hatte ich eines begriffen: Auch wenn Verstand und Intuition mir sagten, es sei besser, auf gewisse Dinge zu verzichten, bedeutete das noch lange nicht, dass jede Körperzelle schon bereit dazu war. Ich erlebte, wie ein abrupter Wechsel der Essgewohnheiten zu regelrechten Entzugserscheinungen führen kann. Dabei können neben dem körperlichen Verlangen nach dem Lebensmittel, auf das verzichtet wird, auch emotional unangenehme Zustände auftreten. Das mag verrückt klingen, aber ich fühlte mich während so mancher Ernährungsumstellung irgendwie verloren. Fast so, als wäre mein Leben auf einmal komplett aufgewühlt und ein Stück Sicherheit weggebrochen. Dieser Zustand ist natürlich gefährlich, da man dazu neigt, wieder in die gewohnten Ernährungsmuster zu verfallen, allein aus dem Grund, sich wieder wohlfühlen zu wollen. Der Mensch ist nun mal ein Gewohnheitstier. Vielen Menschen machen neue Dinge Angst. Es ist, zumindest auf emotionaler Ebene, immer ein Risiko, aus althergebrachten Zuständen auszubrechen, und dies gilt auch für eine Veränderung der Essgewohnheiten. Aus diesem Grund war es für mich einfacher, nach und nach immer weniger Zucker und Weizen- und Roggenprodukte zu konsumieren. So erlaubte ich meinem Körper noch eine Zeit lang, die gewohnten Stoffe aufzunehmen, reduzierte diese aber immer weiter und ersetzte sie Stück für Stück durch wirklich nahrhafte Alternativen.

Mittlerweile gibt es viele tolle Mehle auf dem Markt. Allerdings sind die Backeigenschaften sehr verschieden. Kokosmehl und gemahlene Mandeln eignen sich hervorragend in Kombination mit Dinkelmehl zum Backen von Brot. In Frankreich werden die klassischen aus der Bretagne stammenden Galettes (herzhaft gefüllte Crêpes) mit Buchweizenmehl gebacken. Und aus Kichererbsenmehl lassen sich leckere orientalische Fladen herstellen. Der Nachteil ist: Man muss mehr selbst backen. Das ist aber meiner Meinung nach bei einer bewussten und gesunden Ernährung unerlässlich, sofern man die Kontrolle darüber haben will, was man isst. Ich nehme mir das Backen meistens für den Sonntag vor. Ein großes Brot ist innerhalb von ein bis zwei Stunden fertig. Die Hälfte friere ich ein und taue sie bei Bedarf auf.

Ich komme phasenweise aber auch ganz gut ohne Brot aus. Zum Frühstück gibt es dann einfach einen Smoothie oder ein Amaranth-Porridge und Mittag- sowie Abendessen sind ja eh sehr variabel.

Auch Kuchen sind kein Problem. Dafür kann ich eine der oben erwähnten Mehlalternativen verwenden und zum Süßen existieren glücklicherweise auch genügend Alternativen zum klassischen Haushaltszucker.

Alternativen zum Haushaltszucker

Zucker ist nicht nur für die Zähne schlecht, auch in anderen Regionen des Körpers kann er sein Unwesen treiben, wie zum Beispiel im Darm – wir kennen die Fruktoseintoleranz (Fruchtzuckerunverträglichkeit) und die Laktoseintoleranz (Milchzuckerunverträglichkeit). Zuckerkonsum bewirkt außerdem immer die Ausschüttung von Insulin durch die Bauchspeicheldrüse. Wird die Bauchspeicheldrüse durch üppigen und häufigen Zuckerkonsum zu sehr strapaziert, kann es im Körper drunter und drüber gehen mit womöglich unerwünschten Folgen, wie zum Beispiel Diabetes. Beim Konsum jeglicher Art von Zucker, auch den unten aufgeführten, ist also immer Vorsicht und Mäßigung geboten. Der Körper benötigt zwar Zucker für gewisse Prozesse, diesen findet er aber bereits in Obst und Gemüse sowie in Form von Stärke, die unter anderem in Getreide, Kartoffeln und Mais enthalten ist. Doch manchmal, wenn wir zum Beispiel backen oder ein Dessert kreieren wollen, benötigen wir dann doch mal ein bisschen Extra-Süße.

Wenn wir uns generell naturbelassen ernähren wollen, kommen stark verarbeiteter Kristallzucker sowie künstlich hergestellte Süßmittel und Zuckeraustauschstoffe allerdings nicht infrage. Zu denen zählt neben den E-Nummern auch der sogenannte Fruktose-Glukose-Sirup.

Hier eine Auswahl an süßen Alternativen zum herkömmlichen Kristallzucker:

Kokosblütenzucker *wird aus dem Nektar der Kokosblüten hergestellt und ähnelt in Optik und Konsistenz dem Vollrohrzucker. Er wird wie herkömmlicher Zucker verwendet, soll aber den Blutzuckerspiegel weniger schnell ansteigen lassen. Besonders gut eignet er sich zum Backen.*

Ahornsirup *stammt, wie der Name bereits verrät, von Ahornbäumen und ist in seiner Konsistenz dickflüssig, aber nicht zäh. Er enthält meist immer noch eine kleine Menge an Vitalstoffen und eignet sich vor allem zum Süßen von Tee und Frühstücksbrei. In Maßen verzehrt, bereichert er mit seinem feinen Aroma den Speiseplan.*

Honig *soll entzündungshemmende Enzyme enthalten und wird oft bei Halsschmerzen dem Tee beigegeben. Doch auch hier ist Vorsicht geboten. Honig sollte mehr dem besonderen Genuss als dem täglichen Verzehr dienen, da er eben auch aus Zuckermolekülen besteht.*

Vollrohrzucker *beinhaltet im Gegensatz zum raffinierten Zucker in der Regel noch geringe Mengen an Vitalstoffen, soll sich aber ebenso ungünstig auf den Blutzuckerspiegel auswirken. Er eignet sich – so wie alle Zuckerarten – nur in geringen Mengen zum Verzehr.*

Stevia *wird aus der Stevia-Pflanze gewonnen, besitzt eine sehr hohe Süßungskraft und sollte entsprechend* *gering dosiert werden. Diese Zuckeralternative verfügt über ein ganz eigenes Aroma und ist aus diesem Grund Geschmackssache.*

Alternativen sind unheimlich wichtig. Sie dienen als eine Art Rettungsanker. Ich konnte zwar nicht mehr die gewohnte Art Torten backen, dafür aber neue Kuchen- oder Tortenrezepte ausprobieren, die teilweise grauenhaft, teilweise aber auch richtig gut schmeckten.

Vor einiger Zeit versuchte ich mich mal an einem Nusskuchen mit reinem Stevia anstelle von Haushaltszucker. Den Kuchen backte ich nach einem vorgegebenen Rezept, bei dem ich einfach Stevia gegen Zucker austauschte. Nachdem ich den Kuchen dann aus dem Ofen genommen hatte, probierte ich ein Stück. Alles, was ich schmeckte, war Süße. Pure, kräftige Süße, die nicht nur jeglichen Nussgeschmack verdrängte, sondern einen gefühlten Zuckerschock auslöste. Stevia besitzt eine viel höhere Konzentration als gewöhnlicher Zucker und süßt daher viel stärker, doch das hatte ich leider noch nicht gewusst. Solche kleinen Malheurs passierten mir ständig. An die Back- und Kocheigenschaften der neuen Lebensmittel musste ich mich erst gewöhnen.

Auch auf Nudeln musste ich nicht wirklich verzichten. Neben Dinkelnudeln sind auch Nudeln aus Reis-, Mais- oder sogar Linsenmehl im Handel erhältlich. Und aus Kartoffeln in Kombination mit einem beliebigen Mehl kann man Gnocchi oder Klöße herstellen. Des Weiteren sind Hirse, Quinoa und Buchweizen alternative Sattmacher. Bei Couscous muss man allerdings genauer hinschauen. Es handelt sich dabei nicht um ein eigenständiges Getreide, Couscous ist lediglich ein Produkt aus anderen Getreidesorten, meist aus Hartweizengrieß. Es gibt allerdings auch Varianten aus Dinkel-Vollkorn.

So ersetzte ich also nach und nach über mehrere Monate hinweg die alten Lieblingssünden durch neue bekömmlichere Varianten und die Umstellung ging wesentlich besser vonstatten. Immer wenn ich währenddessen doch noch einen Keks aus Weizenmehl und Industriezucker oder ein Stück Pizza aß, tat ich das ganz bewusst mit dem Wissen, dass ich mich nach und nach von diesen Lebensmitteln verabschiedete.

Wie erwartet stieß ich in meinem Umfeld auf viel Unverständnis. Kein Wunder! Wer keine Beschwerden hat, der kann die mögliche schädliche Wirkung mancher Nahrungsmittel höchstwahrscheinlich auch nicht nachvollziehen. Auch Mitleid schwappte mir entgegen. Aussagen wie »Was? Du Arme! Du kannst keine Pizza mehr essen? Das könnte ich nicht« waren keine Seltenheit. Andere wiederum ließen sich inspirieren und reflektierten ihre eigenen Beschwerdebilder im möglichen Zusammenhang mit ihren Essgewohnheiten.

Ich versuchte, mich nicht aus der Ruhe bringen zu lassen, was gar nicht so leicht war. Vor allen Dingen, wenn ich jeden um mich herum die Lebensmittel essen sah, von denen ich mich verabschiedet hatte.

Die Dinge kommen einem manchmal so normal vor, wenn jeder sie tut. So ist es auch mit dem Essen. Durch die Tradition unserer westlichen Ernährungsweise – man muss nur mal einen Blick in die Kochbücher der Fünfzigerjahre werfen – kommt man sich fast wie ein Spinner vor, wenn man sich anders ernährt und beispielsweise ein Problem mit einem Toast Hawaii hat. Es scheint das Normalste der Welt zu sein, am Wochenende beim Bäcker eine Ladung gemischter Brötchen und Croissants für das gemütliche Sonntagsfrühstück zu kaufen, um dann schön mit Butter und Marmelade darauf den Tag zu beginnen. In den Kaffee einen Schuss Milch sowie einen Löffel weißen Zucker rühren und nach diesem völlig »normalen« Frühstück denken wir, wir haben uns ganz »normal« ernährt. Doch was sich derweil in unserem Körper abspielt, blenden wir völlig aus. Um die Mittagszeit kommt dann eine Portion Pasta auf den Tisch – für das gute Gewissen dazu eine Portion Salat – und am Nachmittag wartet auch schon das Stück Torte darauf, bei einer weiteren Tasse Kaffee mit Milch und Zucker verzehrt zu werden. Am Abend folgt das klassische Abendbrot mit Käse und Wurst, am liebsten natürlich ein Weizen- oder Roggenmischbrot, dazu vielleicht ein paar Gürkchen und dann ab ins Bett. Das sind Massen an Kohlenhydraten, mit denen der Körper fertigwerden muss. Wenn wir Pech haben, mit der Folge jeder Menge chronischer Beschwerden. Und das, obwohl wir uns doch nur »normal« ernährt haben.

Es erfordert eine Menge Disziplin, auf all diese Dinge wirklich dauerhaft zu verzichten, da sie uns überall begegnen und für einen Großteil der westlichen Gesellschaft zum Alltag gehören. Ich komme aus einem liberalen Elternhaus und lernte früh, selbstständig meine Sachen zu erledigen. Die Situation, dass mir ein Elternteil, Lehrer oder Nachhilfelehrer im Nacken saß und mich zu Disziplin erzog, kannte ich aus meiner Kindheit und Jugend nicht. Dieser Begriff war auch mit Mitte zwanzig noch ein Fremdwort für mich. Als es dann mit dem Verzicht auf diverse Lebensmittel wirklich ans Eingemachte ging, hatte ich natürlich ein Problem. Auch wenn ich mir eine gute Taktik überlegt hatte, und zwar nach und nach Weizen, Roggen und raffinierten Zucker durch gesündere Alternativen zu ersetzen, und somit Rückfälle vorerst vermied, war es selbst ein Jahr nach meiner Umstellung noch schwer, dauerhaft abstinent zu bleiben, vor allem was Weizen und Zucker betraf. Einfach nur etwas weglassen sagt sich so leicht, aber jeder, der schon eine strenge Diät hinter sich hat, weiß, dass Verzicht ziemlich hart sein kann. Also überlegte ich, wie ich mir die nötige Disziplin aneignen könnte oder wie ich alternativ einen Zustand erreichen könnte, in dem keine Disziplin nötig war. Das bedeutete, ich musste diese Lebensmittel als persönlichen Feind betrachten, denn nur so würde ich ohne Probleme darauf verzichten können.

Durch Zufall stieß ich auf ein Buch über die Kraft von Affirmationen. Diese sollten angeblich wahre Wunder bewirken. Da es mir wirklich zu blöd war, mich vor den Spiegel in Pose zu stellen und »Tschakka, ich schaffe das!« zu brüllen, entschied ich mich für die Zettelvariante. Ich druckte auf einem Blatt Papier meinen persönlichen Glaubenssatz aus und platzierte ihn für drei Monate an meinem Badezimmerspiegel. So konnte ich jeden Morgen den Satz »Weizen und Zucker sind Gift für meinen Körper!« lesen und war für den Tag gerüstet. Es war zwar kein positiv ausgerichteter Glaubenssatz, aber in diesem Fall erschien mir die negative Formulierung am effektivsten. Auch wenn ich es mir zu Anfang nicht so recht hatte vorstellen können, half das erstaunlich gut, den manchmal noch auftretenden Appetit darauf einzudämmen. Bereits nach einigen Wochen hatte dieser Glaubenssatz dann tatsächlich die tieferen Schichten meines Bewusstseins erreicht und ich empfand kaum noch Lust auf meine persönlichen Übeltäter in der Nahrung.

Ich fühlte mich erheblich besser, was meine lästigen Beschwerden anging. Es war wirklich erstaunlich, wie ich diese allein durch den Verzicht auf bestimmte Lebensmittel weitestgehend in den Griff bekommen hatte. Mein Wohlbefinden hatte sich um einiges gesteigert. Mein Bauch plusterte sich nur noch selten auf und auch das generelle Schlappheitsgefühl ließ nach. Nun machte ich einen wirklich blöden Fehler: Ich wurde übermütig und gönnte mir stattdessen mehr tierische Produkte als zuvor.

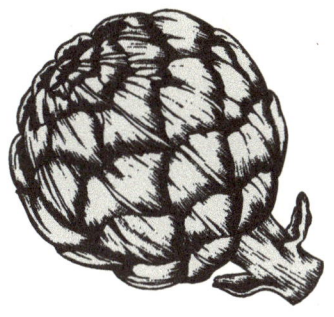

KAPITEL 4

ICH HÖRE AUF, SÄUGETIERE ZU ESSEN UND MUTTERMILCH VON KÄLBERN ZU TRINKEN.

Vegan, vegetarisch oder irgendwas dazwischen

Eigentlich hatte mein Bauchgefühl mir ja schon recht früh gesagt, dass ich von Kuhmilch besser die Finger lassen sollte. Aber aufgrund meines Erfolgserlebnisses durch das Weglassen von Weizen, Roggen und Zucker war ich der Überzeugung, ich hätte den Fall nun komplett aufgedeckt – manchmal kam ich mir wirklich wie ein Detektiv auf der Suche nach Lebensmittelfallen vor. So gönnte ich mir hier und da öfter mal einen Milchkaffee und aß mehr Käse und Fleisch als zuvor. Das war nur leider nicht gerade sehr förderlich für meinen Körper. Das spürte und sah ich vor allem in Form von unreiner Haut und Grummeln in der Bauchregion.

Dass viele tierische Produkte zu den säurebildenden Lebensmitteln gehören, ist kein Geheimnis. Zu weiteren Wirkungen auf den menschlichen Körper gibt es eine Menge Theorien und Studien. Da man zwischen den ganzen Theorien irgendwann eh den Durchblick verliert und jeder Körper auf verschiedene Lebensmittel in unterschiedlicher Art und Weise reagiert, verlasse ich mich letztendlich immer auf das Erfahren an meinem eigenen Körper. So auch mit tierischen Produkten. Es ist durchaus möglich, dass die Unverträglichkeiten im Zusammenhang mit Kuhmilch und deren Produkten nicht nur mit dem Milchzucker – denn laktoseintolerant war ich ja offiziell nicht –, sondern auch der Art der Verarbeitung zu tun haben. Aber mir persönlich lag selbst frische Kuhmilch direkt vom Bauern immer ein wenig schwer im Magen. Das muss natürlich nicht für jeden gelten.

Kurz bevor ich allerdings herkömmliche Milchprodukte von meinem Speiseplan strich, entschied ich mich von einem auf den anderen Tag, kein Fleisch mehr zu essen – nachdem ich bereits etwa ein Jahr auf Weizen, Roggen und Industriezucker verzichtete. Die Entscheidung fiel, als ich ein Buch über die gesundheitlichen Nachteile von Fleischkonsum und die unvorstellbaren Bedingungen der Massentierhaltung gelesen hatte. Vielleicht hatte aber auch der Dönerteller in der vorherigen Woche, den ich direkt nach dem Verzehr weitestgehend unverdaut kopfüber an die Kloschüssel verloren hatte, seinen Teil dazu beigetragen. Jedenfalls fiel mir der spontane Verzicht auf Fleisch überraschenderweise gar nicht schwer.

Ich weiß aus eigener Erfahrung, dass Fleischkonsum nichts mit Unmenschlichkeit zu tun hat. Ich habe selbst jahrelang Fleisch gegessen und würde mich als gutherzigen Menschen einstufen. Ich wusste zwar, dass das Fleisch, das ich aß, von Tieren stammte, hatte aber nie die Verbindung zwischen dem toten Tier auf dem Schlachthof und dem Stück Fleisch auf meinem Teller gefühlt.

Ich habe das Verb »fühlen« in diesem Zusammenhang gewählt, da es einen großen Unterschied macht, ob wir die Dinge rational begreifen oder emotional verinnerlichen. Sobald ich also wirklich verinnerlicht hatte, dass ich mein Leben lang Tierleichen gegessen hatte, war es mir nicht mehr möglich, Fleisch und Geflügel zu konsumieren, und der Appetit darauf war komplett verschwunden.

In diesem Fall waren keine täglichen Affirmationen nötig, da das Bewusstsein für diese aus meiner persönlichen Sicht völlige Absurdität mit einem Schlag da war. Viele Vegetarier oder vegan lebende Menschen kennen diesen Effekt wahrscheinlich zu gut.

Da es sich bei diesem »Nahrungsmittel« um Lebewesen handelt, kochen die Emotionen bei vielen Menschen extrem hoch, sobald die Themen Veganismus, Vegetarismus und Fleischkonsum aufkommen. Wir kennen den ewigen Krieg zwischen »Fleisch- und Pflanzenessern«.

Ein beliebtes Argument gegen eine vegetarische oder vegane Ernährung ist die Behauptung, der Mensch sei ein geborener Fleischesser und lebe gegen die menschliche Natur, sobald er auf Fleisch verzichte. Dieses Argument habe ich zum Anlass genommen, mir mein Gebiss mal genauer zu betrachten. Ich stellte mich vor den Spiegel und riss meinen Mund auf. Ich konnte acht Schneidezähne, vier Eckzähne und noch einen Haufen Backenzähne erkennen. Nur Reißzähne – die ja bei den meisten fleischfressenden Wildtieren vorhanden sind – waren beim besten Willen nicht zu entdecken. Die allgemeingültige Aussage, der Mensch sei ein Fleischesser, kann also gar nicht so einfach getroffen werden.

Eigentlich spielt es doch auch gar keine erhebliche Rolle, ob der Mensch als solcher dafür geschaffen ist oder nicht. Nur weil mein Körper irgendwie in der Lage ist, ein gekochtes, gegrilltes oder gebratenes Stück Fleisch zu verdauen, heißt das noch lange nicht, dass ich es auch wirklich essen muss.

Jeder menschliche Körper ist einzigartig und hat entsprechend seine ganz eigenen Vorlieben und Verwertungseigenschaften hinsichtlich dessen, was er gut verträgt und was nicht. Dem einen bekommt Fleisch besser, dem anderen schlechter.

Die Fragen, die wir uns daher tatsächlich stellen sollten in Bezug auf den Konsum von Fleisch – vor allen Dingen aus

Massentierhaltung –, sind folgende: Könnte es sein, dass dieses Fleisch meinen Körper in irgendeiner Form negativ beeinflusst? Kann ich es aus ethischer und umweltorientierter Sicht für mich vertreten, weiterhin tierische Produkte in Massen zu konsumieren? Wer diese zwei Fragen für sich mit Ja beantworten kann, der wird sich weiterhin keine Gedanken um das Thema Veganismus beziehungsweise Vegetarismus machen. Wer allerdings bei einer der Fragen ins Hadern gerät, dem steht es glücklicherweise frei, eine entsprechende Ernährungsumstellung in Erwägung zu ziehen oder seinen Fleischkonsum zu reduzieren.

Die Aufteilung der Gesellschaft in Veganer, Vegetarier und Fleischesser ist anscheinend mit zunehmendem Interesse am Thema Ernährung entstanden. Der Mensch wird nun nicht mehr nur nach Geschlecht, Glaubensrichtung, Nationalität, Bildung und Erfolg kategorisiert, sondern zusätzlich nach seiner Ernährungsweise. Das ist auch nicht dramatisch, jedoch sind gegenseitige Vorwürfe natürlich völlig fehl am Platz. Man wird einen Fleischesser durch aggressives Überzeugenwollen nicht zum Vegetarier machen. Genauso wenig wird sich ein überzeugter Vegetarier durch stichelnde Kommentare zum Fleischesser umpolen lassen. Letztendlich muss jeder Mensch für sich selbst entscheiden, welchen Weg er geht und was er gewillt ist zu essen und was nicht.

Für mein Umfeld war es keine Überraschung, dass ich plötzlich kein Fleisch mehr aß. Bei alldem, was ich nach und nach ausprobierte, hatten andere längst den Überblick verloren. Ich kann schon gar nicht mehr zählen, wie oft mir die Fragen »Was darfst du jetzt eigentlich momentan alles essen?« und »Ist das jetzt wieder nur irgend so eine Phase oder machst du das jetzt für immer?« gestellt wurden. Die zweite Frage ließ mich immer etwas ratlos zurück. Woher soll man schließlich wissen, ob man irgendetwas für immer machen wird? Woher sollen wir wissen, welche Entwicklungen zukünftig in uns oder in unserem Leben stattfinden werden? Vor allen Dingen müssen wir uns in Bezug auf unsere Lebensweise ja auch nicht dauerhaft festlegen. Ich bin der Meinung, dass wir uns jeden Tag neu entscheiden dürfen, wie wir innerhalb unserer Möglichkeiten leben möchten und welche Schritte wir bereit sind zu gehen. Sich strikt festzulegen, bietet einigen Menschen bestimmt Sicherheit, aber andere engt es ein. Dadurch könnte durchaus das Gefühl entstehen, sich in seinem Denken und Handeln selbst zu begrenzen.

Auch wenn meine neue Entscheidung kaum jemanden verwunderte, fiel es meinen Freunden und meiner Familie schwer zu verstehen, dass ich diesen Schritt kurz vor Weihnachten wagte, dem Fest der Liebe und des großen Fleischessens. Da ich keine Rundmeldung herausgegeben hatte, wusste mein Schwager noch nicht davon und hatte Iberico-Schwein mit gedünstetem Gemüse zubereitet. So saß ich am ersten Weihnachtsfeiertag lediglich mit einem Gemüseteller, über den ich eigentlich recht glücklich war, am Tisch, aber erntete mitleidige Blicke. Am zweiten Weihnachtsfeiertag wurde es auch für mich etwas gehaltvoller, denn es gab Raclette. Mein Körper, der noch dabei war, sich an die Umstellung auf fleischlose Kost zu gewöhnen, gierte zwar nicht nach Fleisch, aber nach tierischem Protein. Ich muss das ein oder andere Pfännchen Raclette-Käse zu viel in mich hineingeschaufelt haben, zumindest war mir danach übel.

Mir wurde relativ schnell klar, dass ich nun Gefahr lief, durch vermehrten Käsekonsum mein neues »Vegetarierdasein« zu bereichern. Keine gute Idee, denn der viele Käse lag mir schwer im Magen und im Gesicht fingen die Pickel so munter an zu sprießen wie schon lange nicht mehr. Also musste ich einen Schritt weiter gehen.

Eine Laktoseintoleranz wurde bei mir zwar medizinisch ausgeschlossen, aber an die Diagnosen von Ärzten hielt ich mich ja schon lange nicht mehr. Ob meine Unverträglichkeitssymptome letztendlich an Hormonen, Milcheiweiß oder doch am Milchzucker lagen, spielte auch keine große Rolle. Fakt war, dass mir Milch und deren Produkte nicht wirklich gut bekamen und vermutlich mitverantwortlich für meine Beschwerden waren.

Kuhmilch ist von der Natur als Muttermilch für junge Kälber vorgesehen und nicht für uns Menschen gedacht. Allein diese Tatsache müsste doch eigentlich ausreichen, um mit dem Milchkonsum etwas vorsichtiger umzugehen. Als erwachsener Mensch bin ich erstens längst aus dem Alter heraus, Muttermilch zu trinken – egal, ob von Mensch oder Tier –, und zweitens erscheint es doch irgendwie absurd, dass diese Tiermilch für uns problemlos zu verdauen sein soll. Doch damit nicht genug. Bei der Kuhmilchproduktion innerhalb der Massentierhaltung werden unter anderem zusätzliche Hormone und Antibiotika eingesetzt, wie man immer wieder hört und liest. Diese Milch scheint mit allen möglichen Dingen ausgestattet zu sein, die unser Körper nicht braucht und nicht will. Konsumieren wir sie dennoch – sei es in Form von Milch, Joghurt, Sahne, Pudding, Eis oder Ähnlichem –, müssen wir uns nicht wundern, falls wir nach dem Konsum von großen Mengen in irgendeiner Art und Weise darauf reagieren.

Die nächste Challenge war also konsequenterweise der Umstieg auf eine vegane Ernährung. Als ich Ricardo, einem guten Freund, mit dem ich mich ab und zu zum Kochen verabredete, von meinem neuesten Vorhaben berichtete, flippte dieser völlig aus: »Also jetzt reicht's wirklich. Vegetarisch hab ich ja noch irgendwie verstanden, aber vegan? Also das ist jetzt echt nicht mehr normal. Was kannst du denn dann noch essen? Das wird ja megakompliziert.«

Ich musste lachen, versuchte aber, ernst zu bleiben, da ihn das wirklich aufzuregen schien. »Na ja, komm, es gibt noch genug

Gerichte, die wir weiterhin zusammen kochen und essen können. So schlimm ist das jetzt ja auch nicht.«

»Was denn zum Beispiel?«, wollte er wissen.

»Na, Thai-Curry zum Beispiel«, antwortete ich, weil ich wusste, dass er dieses Gericht liebte.

Sein Blick wurde freundlicher: »Ja, das ist okay. Na gut.«

Ich grinste in mich hinein und wir verabredeten uns zum nächsten Thai-Curry-Abend.

Ricardo behielt in einer Hinsicht recht: Mich plötzlich vegan zu ernähren, war tatsächlich gar nicht so leicht und wurde eine echte Herausforderung. Ich kaufte massenweise Literatur, informierte mich ausgiebig und musste erst einmal schlucken. Das Problem war nicht das Weglassen tierischer Produkte, denn es gibt für alles eine Alternative. Vielmehr die Arbeit und die Organisation, die dahintersteckten, wenn ich mir täglich gesunde vegane Mahlzeiten zubereiten wollte, machten mir Sorgen. Was esse ich auf der Arbeit in der Mittagspause? Wie abwechslungsreich kann eine vegane Ernährung sein? Welche Mahlzeiten kann ich vorbereiten, sodass ich abends nach dem Sport schnell etwas essen kann? Durch den Verzicht auf Fertigprodukte, Weizen und Industriezucker war ich es zwar schon gewohnt, mehr Arbeit in die Nahrungszubereitung zu investieren, aber was ich mir nun vorgenommen hatte, war eine andere Nummer: frei von Zusatzstoffen, weizenfrei, roggenfrei, zuckerfrei und dann noch frei von jeglichen tierischen Produkten.

Zuallererst mistete ich mal wieder meine Vorräte aus. Nachdem ich meine Küchenschränke komplett auf den Kopf gestellt und von nichtveganen Produkten befreit hatte, marschierte ich in den Bioladen und deckte mich mit Mandelmilch, Reissahne und Co ein. Schon beeindruckend, was die Lebensmittelindustrie für die vegane Ernährung mittlerweile anbietet. Selbst Joghurt und Pizzakäse auf pflanzlicher Basis gibt es in verschiedenen Ausführungen.

Als ich neugierig eine Packung Seitan – das sojafreie Pendant zu Tofu – in die Hand nahm, legte ich es direkt wieder zurück ins Regal. Seitan besteht aus Weizeneiweiß. Vegan war ja schön und gut. Aber mir statt Fleisch eine volle Ladung Gluten reinzufahren, kam mir irgendwie komisch vor.

Dies ist ein gutes Beispiel dafür, dass, egal welcher Ernährungsform oder welchem Trend wir folgen, immer Achtsamkeit geboten ist. Denn welchen Sinn macht es, wenn wir aus gesundheitlichen Gründen unseren Darm von Fleisch oder Milchprodukten entlasten und stattdessen Gluten in großen Mengen zuführen, welches ebenso eine Belastung für den Darm bedeuten kann? Generell nahm ich Abstand von Fleischersatzprodukten wie Tofu, Tempeh und Seitan. Mein Bauchgefühl war gegen Soja und Weizeneiweiß – es musste auch ohne gehen.

Alternativen zu tierischen Produkten

Pflanzliche Milch und Milchprodukte
Die Begriffe »Milch« und »Sahne« werden der Einfachheit halber – da es sich für viele Menschen mittlerweile um Ersatzprodukte handelt – oft gebraucht. Im Handel tauchen diese Produkte meist unter dem Begriff »Drink« oder »Creme« auf.

Mandelmilch, Macadamiamilch *und* ***Haselnussmilch*** *zählen zu den kostspieligeren Sorten, schmecken aber besonders fein und lassen sich vielseitig verwenden – beispielsweise für Müsli, Brei oder einen Obst-Smoothie.*

Reismilch und *Hafermilch* zählen im Vergleich zu den Nussmilchsorten zu den preisgünstigeren Varianten und sind ebenso vielseitig einsetzbar.

Kokosmilch eignet sich für Currys und Smoothies. Das Kokosaroma gibt den Speisen einen exotischen Kick.

Mandelsahne, Reissahne und *Hafersahne* lassen sich sehr gut zum Herstellen cremiger Soßen anstelle herkömmlicher Sahne verwenden.

Cashewmus und *Mandelmus* haben eine eher zähe Konsistenz, lassen sich aber in Verbindung mit ein wenig Pflanzenmilch zu einer cremigen Masse anrühren und eignen sich für vegane Mayonnaisen, pflanzliche Aioli oder Remoulade sowie als Zutat für Dessertcremes.

Attraktive Fleischalternativen

Pilze kommen hinsichtlich ihrer Konsistenz – abgesehen von Tofu, Tempeh und Seitan – einem Stück Fleisch vielleicht sogar am nächsten, ob paniert, gegrillt oder gebraten. Pilze sind sehr nährstoffreich und gelten als gute Kaliumquelle.

Hülsenfrüchte eignen sich beispielsweise zum Herstellen von fleischlosen »Frikadellen« oder Bratlingen. Sie versorgen den Körper vor allen Dingen mit pflanzlichem Eiweiß und Ballaststoffen. Sie zählen zu den eher schwer bekömmlichen Lebensmitteln und können in Kombination mit Gewürzen wie zum Beispiel Fenchelsamen oft besser verdaut werden.

Die ersten veganen Tage waren alles andere als schön. Sie waren von Kraftlosigkeit, Schwindel und einer regen Verdauung begleitet. Wie schon bei den anderen Ernährungsumstellungen setzte auch hier eine automatische Entgiftung ein – diesmal aber sehr massiv – und mein Körper zeigte mir mal wieder, wie belastet er gewesen war. Entsprechend nahm er das Signal, den alten Ballast loszuwerden, dankend an. Ich trank dazu jeden Tag viel stilles Wasser, um die Giftstoffe rauszuspülen. Nach den ersten zwei Wochen war die kritische Phase überstanden. Ich war fit, wach und gut gelaunt wie schon lange nicht mehr. Diesen positiven Effekt auf die Stimmung hatte ich gar nicht in dem Maße erwartet. Meine Verdauung war kaum noch wahrzunehmen, sie passierte irgendwie im Hintergrund. Welch angenehmer Zustand.

Vegane Ernährung kann also nicht so verkehrt sein. Ganz im Gegenteil: Nie hatte ich mich so positiv und vital gefühlt wie in dieser Zeit. Ich probierte alle möglichen Rezepte aus meinem neu erstandenen veganen Kochbuch aus und je mehr Zeit ich in der Küche verbrachte, umso besser schmeckte mir mein Essen im Anschluss. Die Wertschätzung gegenüber jeder Mahlzeit verändert sich ungemein, wenn man viel Arbeit in die Zubereitung steckt. Was einem anfangs lästig und unnötig erscheinen mag, ist im Nachhinein nicht mehr wegzudenken. Aus der Notwendigkeit des Kochens erwächst nach einer gewissen Zeit das Bewusstsein, dass die Essenszubereitung als Ritual zu jeder anständigen Mahlzeit dazugehört.

Da fast alle Rezepte, die ich ausprobierte, wirklich lecker waren, vermisste ich auch erst einmal nichts.

Lediglich im Büro meiner damaligen Arbeitsstelle zeigten sich nach kurzer Zeit, wie befürchtet, die ersten Probleme. Nach einigen Wochen hing mir mein selbst gebackenes Buchweizen-Mandelbrot mit veganem Gemüsebrotaufstrich wirklich zum Hals heraus. Mal ehrlich: Selbst wenn man täglich die Sorte wechselt, schmecken diese Gemüsepasten doch irgendwie fast alle gleich und ein Hochgenuss für den Gaumen sind sie – sofern nicht selbst gemacht – auch nicht gerade. Also mussten Alternativen her. Zu denen zählten alle möglichen Salate, wie Karottensalat, grüner Salat, Kartoffelsalat, Petersiliensalat oder Rote-Bete-Salat. Auch selbst gemachte Brotaufstriche oder Dips wie Guacamole, Hummus oder Auberginencreme konnte ich gut mit ins Büro nehmen. Dazu gab es selbst gebackenes Fladenbrot und Rohkoststicks. Den Hunger auf Süßes stillte meist Obst.

Nach etwa drei Monaten war es dann so weit: Der nächste Frankreichtrip stand an und somit eine weitere Challenge. Als Halb-Französin habe ich eine große Schwäche für die französische Küche, vor allem für Tartelettes, Eclairs und alle möglichen französischen Käsesorten mit Baguette. Nur zu blöd, dass ich diese Dinge so überhaupt nicht vertrug und auch eigentlich nie wieder im Leben essen wollte.

Kaum hatte ich nach meiner zwölfwöchigen veganen Episode französischen Boden betreten, befand ich mich in einem innerlichen Ausnahmezustand. Ich weiß nicht, woran es lag, womöglich an der französischen Luft, aber auf einmal war mir alles egal. Während ich im Marais, meinem Lieblingsviertel in Paris, an zahlreichen Patisserien und Fromagerien vorbeischlenderte, warf ich meine gesamten Ernährungsgewohnheiten komplett über Bord und deckte mich mit den wohl kalorienhaltigsten, ungesundesten, aber leckersten Köstlichkeiten ein und fühlte mich wie im Schlaraffenland. In Deutschland war es mir nicht ganz so schwergefallen, auf diverse Kuchenteilchen und Brot zu verzichten, aber in Frankreich ist das tatsächlich fast unmöglich. In meinem Wahn übertrieb ich es dann wohl etwas. Ich aß verschiedene Sorten Käse mit Baguette, ein Eclair und eine Tartelette au Chocolat. Am nächsten Morgen, nach einer Nacht voller Bauchkrämpfe und Benommenheitsgefühl, blickte ich im Bad meines Hotelzimmers einem aufgedunsenen Gesicht entgegen. Aber selbst heute sage ich: So schlecht es mir danach auch ging – diese kleine Sünde, mitten in Paris, war es an diesem Abend wert.

Trotzdem konnte ich natürlich nicht weiterhin in die früheren Ernährungsmuster verfallen, mein Körper würde niemals sein Okay dazu geben. Das hatte ich mittlerweile begriffen und es stand für mich auch nicht zur Debatte. Also musste ich einen Kompromiss für mich finden. Dieser sah so aus, dass ich mir den Konsum von Eiern, Ziegen- und Schafskäse aus fairer Produktion wieder erlaubte – zumindest in geringen Maßen. Und auch ab und zu mal ein zuckerhaltiges Gebäck mit Cremefüllung, wenn ich wieder nach Frankreich reiste, wollte ich mir nicht komplett verbieten. Wichtig war nur, dass es sich um seltene und bewusste Ausnahmen handelte. Alles andere würde mich höchstwahrscheinlich wieder in mein altes Beschwerdebild zurückwerfen. Nachdem ich diesen Beschluss für mich gefasst hatte, ereigneten sich auch keine von Bauchkrämpfen gefolgten Kontrollverluste mehr und ich hatte auch immer weniger Lust auf die kleinen Sünden – im Prinzip war das einfachste Psychologie.

Da ich die für meine Bedürfnisse optimale Ernährungsform endlich gefunden hatte, stellte sich nun die Frage, wie ich meine Mahlzeiten noch verfeinern und mit welchen gesunden kulinarischen Highlights ich diese im Alltag noch bereichern konnte.

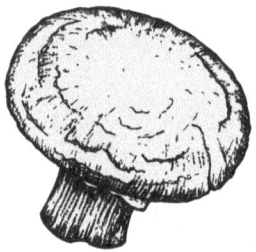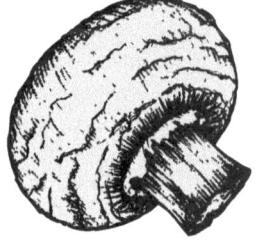

KAPITEL 5

BEI MIR GIBT'S JETZT NUR NOCH GOJIBEEREN UND KURKUMA.
Willkommen im Superfood-Himmel

Superfood – das Wort klingt nach Vitalität, Wohlfühlen und Genuss pur. Chlorella, Chia, Goji, Açai, Camu-Camu, Ginseng – die Liste der exotischen Superfoods ist lang. Doch was macht eigentlich ein sogenanntes Superfood aus? Manchmal schleicht sich der Verdacht ein, dass der Name nur exotisch genug klingen muss, damit dem Lebensmittel dieser Titel verliehen wird. Aber das allein reicht natürlich nicht aus. Superfoods sind ganz besonders reich an wertvollen Vitalstoffen in außergewöhnlich hoher Konzentration und haben somit eine ganz spezielle positive Wirkung auf den Stoffwechsel. Dazu zählen unter anderem Vitamine, Mineralstoffe, Spurenelemente, sekundäre Pflanzenstoffe, essenzielle Fettsäuren und Aminosäuren.

Ich lasse mich schon ganz gern von exotisch daherkommenden Superfoods zum Kauf verführen – auch wenn ich manchmal keinen Schimmer habe, wie man die Namen richtig ausspricht. Es macht einfach Spaß, neue Lebensmittel zu probieren und den

Effekt im Körper zu beobachten. Und so manches Mal habe ich schon einen wirklichen Liebling entdeckt, den ich dann in meinen täglichen Speiseplan integriert habe.

Ich verliebte mich schon recht früh in die Kokosnuss. Viele haben sie nicht als Superfood kennengelernt, aber mittlerweile zählt sie mit ihren wertvollen Inhaltsstoffen zu den Top-Lebensmitteln überhaupt. Ihre Vielseitigkeit macht sie erst recht zu einer ganz besonderen Frucht. Was mich allerdings stört, ist die Tatsache, dass sich diese Nuss wirklich schwer knacken lässt. Ich, als recht zierliche Frau Anfang dreißig, kriege es beim besten Willen nicht hin, eine Kokosnuss eigenständig zu öffnen. Ich hatte mir vor dem ersten Versuch ein paar YouTube-Videos angeschaut mit dem Ziel, diese nachzuahmen. Ich nahm also einen Hammer in die Hand und hämmerte unzählige Male rundherum auf die Schale ein, in der Hoffnung, sie würde sich irgendwann öffnen. Nach der zehnten Runde, einer Menge Schweiß und zahlreichen Beschimpfungen gab ich schließlich auf. Das funktionierte einfach nicht. Wahrscheinlich waren die Kokosnüsse in den Videos präpariert gewesen. Gut, ich bekam die Nuss nicht auf, aber wenigstens das Kokoswasser wollte ich haben. Also nahm ich einen Schraubenzieher und hämmerte ihn in die Nuss. So groß der Stolz auf das eingehämmerte Loch war, so groß war auch die Enttäuschung, als gerade einmal drei Tropfen Kokoswasser herauskullerten. Die ganze Mühe umsonst! Ich gab auf, funktionierte die blöde Nuss als Dekoration für meine Wohnung um und beschloss, dass das eindeutig eine Männeraufgabe war.

Zum Glück gibt es jede Menge Produkte aus der exotischen Frucht zu kaufen: Kokosmehl, Kokosmus, Kokosmilch, Kokosflocken und Kokosöl. Kokoswasser stellte allerdings ein Problem dar. Jeder, der schon einmal das Wasser aus einer echten Kokosnuss geschlürft hat, wird mir zustimmen, dass in Plastikverpackungen abgefülltes Kokoswasser merkwürdig flach und leicht nach seiner

Verpackung schmeckt. Da vergeht mir persönlich sofort jedes Tropenfeeling.

Kokosöl hingegen ist im Glas erhältlich und findet in meinem Haushalt vielseitige Verwendung. Ich habe immer ein Glas im Bad und eines in der Küche stehen. In der Küche dient das Öl zum Braten und Kochen, da es sich sehr gut erhitzen lässt und ein dezentes Kokosaroma an die Speisen abgibt. Im Bad verwende ich es anstelle der üblichen Gesichtscremes und Bodylotions, da es frei von chemischen Substanzen ist und selbst an wunden Stellen nicht auf der Haut brennt. Auch als feuchtigkeitsspendende Haarkur kann man Kokosöl über Nacht einwirken lassen.

Exotische Superfoods

Einige Superfoods exotischen Ursprungs liefern aufgrund der langen Transportwege und entsprechend unzureichender Ausreifung am Nährboden wahrscheinlich nicht mehr die volle gewünschte Vitalstoffdichte, die exotischen Schätze bereichern aber trotzdem den Speiseplan. Während eines Urlaubs in den Gebieten, wo die Superfoods frisch geerntet werden, kann dann so richtig zugeschlagen werden.

Avocado *steckt voller wertvoller Fette. Ein Avocado-Smoothie ist das perfekte Frühstück, wenn es mal schnell gehen soll. Aus der Frucht lassen sich Dips oder Brotaufstriche herstellen oder man löffelt sie einfach mit ein wenig Limette oder Zitrone, Salz und Pfeffer aus der Schale.*

Ceylon-Zimt enthält unter anderem ätherisches Öl und soll sich neben vielen weiteren tollen Effekten positiv auf den Blutzuckerspiegel auswirken. Er bereichert allerlei Süßspeisen sowie Currys – besonders in Kombination mit Kardamom und Kreuzkümmel – und ist in Form von Pulver oder als Zimtstange verwendbar.

Ingwer regt nicht nur den Stoffwechsel an, die Wurzel hilft auch gegen Verdauungsbeschwerden und Erkältungen. Besonders wirkungsvoll ist das Superfood in Form eines Powerdrinks. Dafür wird ein Stück der Knolle mit ein wenig Wasser im Mixer sämig püriert und anschließend in einer Tasse mit heißem Wasser übergossen.

Kurkuma unterstützt die Leberfunktion und kann Entzündungen im Körper entgegenwirken. Die aromatische Wurzel eignet sich besonders gut für Smoothies, Currys und Suppen. Angeblich werden die Inhaltsstoffe in Kombination mit schwarzem Pfeffer und einem hochwertigen Öl am besten vom Körper aufgenommen.

Sesam ist nicht nur lecker, er liefert auch wertvolle Fette und Aminosäuren. Vom Geschmack her dezent und angenehm, kann man Sesamkörner vielem beimischen, wie selbst gebackenem Brot oder Frühstücksbrei. Aber auch in Salaten oder einfach über ein beliebiges Gericht gestreut, verleiht Sesam dem Essen das gewisse Etwas.

Selbstverständlich müssen Superfoods nicht zwingend exotischer Herkunft sein. Denn die Frage, ob diese Früchte tatsächlich den gewünschten Effekt – nämlich den einer außerordentlichen Vitalstoffzufuhr – erfüllen können, nachdem sie höchstwahrscheinlich unreif gepflückt wurden und eine weite Reise hinter sich gebracht haben, ist berechtigt. Bei Früchten, die viel zu früh von ihrem Nährboden entfernt werden, muss der Vitalstoffgehalt entsprechend geringer sein als bei solchen, die voll ausreifen dürfen. Also versuchte ich, neben den exotischen Superfoods auch echte Schätze aus der Region in meinen Speiseplan zu integrieren. Schließlich gibt es davon eine Vielzahl, wie zum Beispiel Beerenfrüchte oder diverse Kräuter.

Minze und Basilikum lassen sich im Sommer kombiniert mit Zitrone und Ahornsirup zu leckeren Limonaden mixen. Aber auch Petersilie, Dill, Rosmarin und Estragon finden regelmäßig ihren Weg in meine Speisen. Kräuter üben wirklich eine Faszination auf mich aus. Sie werten viele Gerichte auf und geben ihnen erst das gewisse Etwas. Früher war ich oft zu faul, extra frische Kräuter zu kaufen, geschweige denn selbst anzubauen und diese dann auch noch zu pflegen. Nur manchmal kaufte ich aus einem spontanen Impuls heraus dann doch ein paar frische Kräutertöpfchen für die Fensterbank. Da mein Verhältnis zu Zimmerpflanzen jahrelang leider nicht ganz so gut war, überlebten die Kräuter nicht sonderlich lange in meiner Wohnung. Ich erinnere mich gut an diverse Petersilien- oder Basilikumtöpfchen, die spätestens nach drei Tagen traurig und vertrocknet ihre Blätter hängen ließen, weil ich einfach vergessen hatte, sie zu gießen. Und das Schlimmste daran war, dass in den meisten Fällen noch nicht einmal ein Blättchen davon vor dem Verwelken auf meinem Teller gelandet war. Nachdem eines Tages selbst ein Kaktus unter meiner Obhut den Löffel abgegeben hatte, beschloss ich an meinem Verhältnis zu Zimmerpflanzen zu arbeiten. Seitdem klappt es auch mit den Kräutern auf der Fensterbank. Frische Kräuter klein zu hacken und einzufrieren, ist auch eine praktische Möglichkeit, für genügend Vorrat zu sorgen.

Heimische Superfoods

Superfoods müssen nicht immer aus exotischen Gefilden stammen. Auch im eigenen Garten lassen sich Superlebensmittel anbauen und schließlich frisch ernten. Wer keinen Garten besitzt, kann so manchen dieser Schätze auch beim Hersteller oder auf dem Wochenmarkt einkaufen.

***Brunnenkresse** keimt innerhalb weniger Wochen und eignet sich deshalb hervorragend zum Selbstanbau. In den grünen Blättern stecken zahlreiche wirksame Stoffe, wie Senföl, Mineralstoffe, Vitamine und Bitterstoffe. Brunnenkresse schmeckt besonders gut im Salat oder als frisches Topping auf dem Suppenteller.*

***Grünkohl** kann den Winter hindurch geerntet werden und ist somit das Gemüse schlechthin für die kalte Jahreszeit. Der grüne Kohl gibt dem Körper unter anderem jede Menge Vitamin C und Kalzium. Im grünen Smoothie erfreut er sich großer Beliebtheit, schmeckt jedoch auch gedünstet oder als Suppe hervorragend.*

Heidelbeeren (Blaubeeren) liefern Ballaststoffe, Vitamin C und viele weitere wertvolle Stoffe. Sie schmecken besonders gut als Snack zwischendurch, in Form einer Heidelbeer-Tarte oder als Smoothie. Zwischen Juli und September sind sie erntereif.

Kamille ist bekannt als Tee, wird aber auch als Tinktur verwendet. Neben ätherischem Öl enthält sie Flavonoide und Schleimstoffe. Ihre entkrampfende und entzündungshemmende Wirkung macht sie zu einem wohltuenden Wundermittelchen.

Spinat besticht vor allen Dingen durch seinen angenehm milden Geschmack. Mit einer hohen Vitalstoffdichte, zu denen zum Beispiel Vitamin A und Folsäure gehören, machen die grünen Blätter dem Namen Superfood alle Ehre. Im Smoothie oder als Salat genossen, ist Spinat eine echte Bereicherung für den Speiseplan.

Da der Begriff Superfood natürlich gern für Marketingzwecke verwendet wird, bin ich der Meinung, jeder sollte seine eigenen Superfoods finden und für sich benennen. Das kann zum Beispiel auch einfach eine Knolle Rote Bete sein. Jedes Lebensmittel, das sehr vitalstoffreich und frei von Zusatz- oder Schadstoffen ist und einem dazu besonders gut schmeckt und bekommt, verdient den Titel »Superfood«, da es alle Ansprüche, die man an Lebensmittel haben kann, erfüllt.

Man darf von Superfoods keine Wunder erwarten. Wer sich weiterhin von Fertigpizza und Sahnepudding ernährt, dem wird auch ein Superfood keinen magischen Effekt liefern. Für mich ergänzen sie vielmehr eine routinierte gesunde Ernährung, beispielsweise anstelle der beliebten Vitamin-Brausetablette. Mir kommt es komisch vor, eine Tablette anstelle echter Früchte, Gewürze und Kräuter einzunehmen und dadurch angeblich mit Vitaminen versorgt zu sein. Irgendwie kann ich nicht so richtig glauben, dass das funktioniert. Denn was ist mit all den anderen Stoffen, die in einer Pflanze enthalten sind? Kann ich überhaupt davon ausgehen, dass Vitamine außerhalb ihrer natürlichen Umgebung im Körper wirken können? Doch auch hier gehen die Meinungen auseinander. Für mich macht die Erklärung einiger Experten Sinn, die besagt, dass die Vitalstoffe nur in Kombination mit ihren natürlichen Pflanzenstoffen optimal vom Körper aufgenommen werden können.

Generell versuche ich, mir in puncto Ernährung alles logisch zu erklären und auf mein Bauchgefühl zu hören. Denn bei dem Wirrwarr an wissenschaftlichen Theorien fällt es wirklich schwer, durchzublicken. Woher wissen wir, wem wir glauben sollen und wem nicht? Letztendlich bleibt uns nichts anderes übrig, als auf uns selbst zu hören. Mein Bauchgefühl sagte mir beispielsweise eine Zeit lang, dass ich keine Tomaten essen soll. Ich hatte einfach nie wirklich Lust darauf, auch wenn mein Verstand mir sagte: »Iss eine Tomate! Die ist gesund.« Wenn ich einen gemischten Salat hatte, waren es immer die Tomaten, die auf meinem Teller übrig blieben. Es wollte einfach nicht klappen mit mir und der Strauchfrucht. Schließlich akzeptierte ich die Tatsache, dass mein Körper sie damals aus irgendeinem Grund nicht mochte und ich einfach darauf hören sollte. Wer weiß, wozu es gut war? An sich ist es ja auch keine Tragödie, wenn man gewisse Gemüse- oder Obstsorten einfach nicht mag – es gibt ja glücklicherweise eine unerschöpfliche Auswahl.

Das Bauchgefühl ist bei der Auswahl der Superfoods eine große Hilfestellung – zumindest wenn man drauf hört. In einer Experimentierphase trank ich mal etwa drei Wochen lang täglich ein Glas Gerstengraspulver in Wasser aufgelöst. Irgendwo hatte ich gelesen, es sei das gesündeste Lebensmittel auf dem Planeten. Ich zwang mir also jeden Tag die grüne Mischung rein, obwohl sie mir so überhaupt nicht schmeckte. Da ich mir einbildete, nun mit allem versorgt zu sein, was ich brauchte, achtete ich viel weniger darauf, dass ich ausreichend Obst und Gemüse aß. Meine tägliche Dosis Vitalstoffe schien ja gesichert. Nur leider spürte ich auch nach drei Wochen kein gesteigertes Vitalitätsgefühl. Das Gerstengras schien in meinem Körper wohl doch nicht den gewünschten Effekt zu erzielen. Also konzentrierte ich mich wieder auf Obst, Gemüse, Kräuter und Gewürze und damit ging es mir wesentlich besser. Hätte ich direkt auf mein Bauchgefühl in Form meiner Abneigung gegen den Geschmack des Gerstengraspulvers gehört, hätte ich mir das qualvolle Hinunterwürgen sparen können. Jetzt nehme ich nur noch Lebensmittel zu mir, die mir schmecken, und bin überzeugt davon, dass sie mich mit dem versorgen, was ich brauche. Denn mein Körper zeigt es mir.

Man kann es natürlich auch übertreiben mit dem Konsum von Superfoods. Ich entdeckte eines Mittags auf der Speisekarte eines hippen Cafés jede Menge Smoothies. Meine gute Freundin Tina, mit der ich mich zum Essen verabredet hatte, bestellte einen dieser Smoothies, während ich mich mit einem ayurvedischen Tee begnügte. Ihr Smoothie beinhaltete etwa zehn Zutaten: verschiedene Sorten Obst und Gemüse, diverse Superfood-Samen, Wurzeln und Gewürze. Wonach dieser Drink wohl schmecken würde bei dem wilden Gemisch? Als der Smoothie auf unserem Tisch landete, hatte er eine braunrote Farbe sowie eine eher fragwürdige Konsistenz. Das erinnerte mich an den Kunstunterricht in der Schule, wenn ich mal wieder versucht hatte, zu viele Töne miteinander zu mischen, und am Ende ein trostloser Mischmasch aus Acrylfarben auf meiner Leinwand entstand.

Tina blickte mich schmunzelnd an: »Na, da bin ich ja jetzt mal gespannt. Sieht aus wie ein zu fest geratener Babybrei.«

»Und ich bin gespannt auf die Geschmacksexplosion in deinem Mund«, antwortete ich. »Aber erst mal musst du den Smoothie durch den Strohhalm kriegen.«

Tina zuckte mit den Schultern und entschied sich direkt für den Löffel.

Der Smoothie war mit seinen diversen gesunden Zutaten sicherlich eine Wohltat für Tinas Körper, aber das Auge und die Geschmacksknospen sind am Trink- beziehungsweise Essvorgang ja nun einmal auch beteiligt. Gerade in Bezug auf Essen ist weniger manchmal mehr – und ein Smoothie muss nicht zwingend aus zehn verschiedenen Zutaten bestehen, wenn dabei Geschmack, Optik und Konsistenz auf der Strecke bleiben.

Superfoods bringen auch einzeln dosiert bereits tolle Effekte mit sich. Und vor allem die Wertschätzung der persönlichen Lieblingslebensmittel, der persönlichen Superfoods sozusagen, kann diesen Effekt positiv verstärken. Denn wenn ich innerlich davon überzeugt bin, dass mir ein natürliches Nahrungsmittel richtig guttut, dann wird es das mit Sicherheit auch.

Nachdem ich nun meine Superfoods gefunden und in meinen Ernährungsalltag integriert hatte, fragte ich mich rückblickend: Wie findet man denn eigentlich generell zu seiner eigenen Ernährungsform?

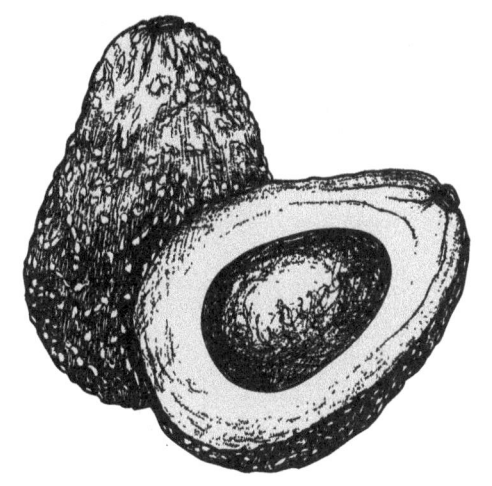

KAPITEL 6

WAS ESSE ICH DENN NUN UND WAS NICHT?
Zur eigenen Ernährungsform finden

In den bisherigen Kapiteln habe ich meine persönlichen Ernährungstendenzen beschrieben. Mein individueller Weg hat mich dorthin geführt. Doch selbstverständlich bedeutet das nicht, dass diese Ernährungsform nun der Schlüssel für jedermann ist, nur weil sie einer Person zu mehr Wohlbefinden geholfen hat. Ebenso ist es doch auch mit all den Ernährungstrends, die sich nacheinander die Klinke in die Hand geben und von den Medien hochgepusht werden. Einiges davon habe ich selbst ausprobiert in der Hoffnung, nun endlich die Lösung für meine körperlichen Beschwerden zu finden.

Ich habe beispielsweise eine komplett zuckerfreie Episode, in der ich selbst jegliches Obst aufgrund des Fruchtzuckers gemieden habe, hinter mir. Dies hielt ich allerdings auf Dauer nicht durch, da ich eben manchmal – speziell einmal im Monat – einfach etwas Süßes brauche. Fast jede Frau wird das nachvollziehen können. Wir »Weibchen« haben nun mal das Laster, einmal im Monat Opfer unserer Hormone zu werden. Ich habe mit vielen Freundinnen darüber gesprochen und tatsächlich geht es ihnen ähnlich. Vor und während dieser »Tage« machen Psyche und Körper, was sie wollen. Der Körper schreit nach bestimmten Stoffen, meist nach Zucker, und die Emotionen führen ein unkontrollierbares Eigenleben. Eines Nachmittags mit meinen Freundinnen im Café kam das Thema »hormonell begründeter Heißhunger« auf den Tisch.

Anna beklagte sich: »Mädels, ich hab so einen Appetit auf diese Schwarzwälder Kirschtorte in der Vitrine. Ich glaub, ich krieg meine Tage.«

»Oh, diesen Heißhunger auf Süßes kenn ich. Ich hab mal beim Babysitten heimlich den Osterhasen meines Neffens aufgefuttert, weil ich es nicht mehr ausgehalten habe«, warf ich ein.

Tina wusste genau, was ich meinte: »Haha, ich versteh dich total. Früher bin ich spät abends manchmal noch zur Tankstelle gefahren, um mich mit Schokoriegeln einzudecken.«

»Oh, das mach ich auch manchmal«, stimmte Anna ihr zu. »Das ist doch aber nicht normal, oder? Wie können drei einigermaßen schlaue Frauen so die Kontrolle über sich verlieren?«

Ich erwiderte: »Die Hormone spielen einfach komplett verrückt. Vielleicht ist das ja doch normal.«

»Eine Arbeitskollegin macht jeden Monat, bevor sie ihre Tage kriegt, einen Großeinkauf mit extra viel Süßkram, den sie dann in ihrer Nachttischschublade aufbewahrt, weil sie es manchmal kaum noch in die Küche schafft«, erzählte Tina, »und dann hat sie eine Woche lang die übelste Akne, weil sie so viel Zucker verdrückt hat.«

»Schokolade im Nachttisch, Spitzenidee!«, bemerkte Anna.

Nicht nur der Körper, nein, auch die stabilste Psyche kann von den Hormonen regelrecht aus der Bahn geworfen werden. Diffuse Stimmungsschwankungen sind in vielen Fällen kein Klischee, sie sind weibliche Realität. Sollte man sich während dieser Zeit auch noch den Genuss von Süßem verwehren? Das wäre nun wirklich zu viel verlangt. Ich sorge dafür, dass ich immer einen einigermaßen gesunden Vorrat an Süßem im Haus habe, damit ich nicht wieder in alte Gewohnheiten verfalle. Getrocknete Feigen und frische Datteln – diese schmecken wunderbar süß – und Zartbitterschokolade mit hohem Kakaogehalt retten mich tatsächlich einmal im Monat davor, einen Süßwarenladen zu überfallen. Ganz zuckerfrei komme ich also doch nicht aus.

Auch eine reine Rohkosternährung kann nicht die Lösung für jeden sein. Für Menschen mit einem starken Verdauungstrakt möglicherweise ja – aber für Menschen, deren Verdauungsorgane schlichtweg überfordert sind, kann zu viel Rohkost zur reinsten Qual werden.

Seit einiger Zeit ist zu beobachten, wie einzelne Verfechter einer Ernährungsform immer häufiger zu Trendsettern werden. Im Prinzip eine tolle Sache, wenn Menschen die für sich richtige Ernährung gefunden haben und diese mit der Welt teilen wollen. Dennoch vermisse ich dabei manchmal die Offenheit für die individuellen Bedürfnisse des Einzelnen. Und allein die Tatsache, dass so viele Ernährungsrichtungen einander gegenüberstehen, müsste uns doch kritisch werden lassen. YouTuberin A hat beispielsweise eine vegane Ernährung zu vollkommenem Wohlbefinden verholfen, YouTuber B die Paleo-Schiene, während YouTuber C seit Jahren glücklich mit reiner Rohkost lebt. Jeder von ihnen ist der Überzeugung, dass seine Ernährungsweise die richtige ist und die Menschheit genau dieser folgen sollte. Sie setzen anscheinend voraus, dass jeder Mensch körperlich gleich tickt.

Natürlich sind wir alle mit den gleichen Organen ausgestattet – von den Unterschieden zwischen Mann und Frau einmal abgesehen. Aber wir unterscheiden uns beispielsweise schon einmal in der Blutgruppe und es gibt sogar Ernährungstheorien, die sich darauf beziehen.

In der Traditionellen Chinesischen Medizin richtet sich die Ernährung nach Lebensabschnitten, Jahreszeiten und Tageszeiten sowie der energetischen Kraft der Organe. Und die ayurvedische Philosophie unterscheidet in Dosha-Typen, an die sie die Ernährung individuell anpasst. Selbst die westliche Medizin gibt bei Schwangerschaften und im Falle von Krankheit spezielle Ernährungsempfehlungen vor.

Ich halte es für das Wichtigste überhaupt, bei jeder Empfehlung auf die individuellen Bedürfnisse des Einzelnen zu achten. Diskussionen über die »eine« richtige Ernährung für alle sind meiner Meinung nach eher kontraproduktiv. Kein Wunder, dass es immer ein Argument »dagegen« gibt. Denn oftmals ist des einen Leid des anderen Freud. Hülsenfrüchte können die Nährstoffquelle schlechthin für den einen sein, während sie im Darm eines anderen für ein explosives Pupsfeuerwerk sorgen. Ein ordentliches Steak kann einem Zwei-Meter-Mann mit hundert Kilogramm auf den Rippen Energie liefern, während das Verdauungssystem einer zierlichen Ein-Meter-sechzig-Frau ewig damit beschäftigt sein kann, den Fleischklumpen auch nur irgendwie zu verdauen.

Generell hat der Mensch nun einmal gern recht mit dem, was er tut, auch hinsichtlich dessen, wie er sich ernährt. Ich habe selbst, kurz nachdem ich auf vegetarische Kost umgestiegen bin, versucht, einen guten Freund davon zu überzeugen, dass dies ja die gesündere Lebensweise sei. Allerdings misst dieser Freund einen Meter neunzig und wiegt schätzungsweise neunzig Kilo. Er geht in seinem Berufsalltag schwerer körperlicher Arbeit nach, was sicher erwähnenswert ist. Man kann sich den klassischen Holzfällertyp vorstellen, strotzend vor Testosteron.

Da stand ich also mit meinen 56 Kilogramm auf 1,68 Meter vor ihm und redete auf ihn ein: »Also weißt du, niemand auf dieser Welt braucht Fleisch. Fleisch ist schwer verdaulich und belastet den Körper unnötig. Du solltest auch mal überlegen, dich vegetarisch zu ernähren. Du isst eh viel zu viel Fleisch.«

Er blickte auf mich hinunter und wurde zornig: »Sag mal, was soll denn das? Wieso sollte Fleisch schlecht für mich sein? Mir geht's körperlich total gut.«

Ich argumentierte weiter: »Na ja, noch geht's dir gut. Du bist ja auch noch jung. Aber warte mal ab, wenn dein Organismus schleichend übersäuert wird durch die tierischen Eiweiße und du dann irgendwann die Symptome zu spüren bekommst.« Mit dem Leid der Tiere brauchte ich ihm gar nicht erst ankommen. Ich war zu dieser Zeit aber so überzeugt von meinen neuesten Erkenntnissen bezüglich fleischloser Ernährung, dass ich mir einbildete zu wissen, was das Beste für die Menschheit und so auch für ihn sei.

Er antwortete: »Also ich habe keine Beschwerden und keinen Grund, meine Ernährung infrage zu stellen. Außerdem esse ich sauviel Gemüse. Komplett auf Fleisch verzichten? Niemals!«

Sein Körper schien bislang gut mit dem tierischen Protein zurechtzukommen und am Ende eines anstrengenden Arbeitstages nach Fleisch zu verlangen. Ich sah ein, dass für ihn und mich unterschiedliche Ernährungsprinzipien gelten mussten, und ich beschloss, mich von da an nicht mehr derart in das Essverhalten anderer Menschen einzumischen und mich auf meine eigene Ernährungsweise zu konzentrieren.

Während ich mich auf meinem Weg mit den verschiedenen Ernährungsmöglichkeiten auseinandersetzte, stellte ich mir Fragen wie: Welche Nähr- bzw. Vitalstoffe braucht mein Körper und in welchen Lebensmitteln finde ich sie? Nach welchen Lebensmitteln nehme ich Beschwerden wahr? Worauf habe ich oft Appetit und wie könnte das im Zusammenhang mit Mangelerscheinungen in meinem Körper stehen?

Die Antwort auf die Frage, welche Nähr- bzw. Vitalstoffe der Körper braucht und in welchen Nahrungsmitteln diese enthalten sind, zu kennen, beugt der Gefahr einer einseitigen Ernährung vor. Menschen, die sich extrem kohlenhydratlastig ernähren, fehlt es eventuell an wertvollen Fetten und Eiweißen. Einem Fast-Food-Junkie wird es wahrscheinlich nach einiger Zeit an Ballaststoffen, Mineralstoffen, Spurenelementen und Vitaminen mangeln. Ich habe es in meiner Wissbegier vor einigen Jahren allerdings etwas übertrieben mit meiner Recherche, nachdem ich mir ein Buch über Vitamine und Co angeschafft hatte. In meinem Wahn notierte ich alle Mineralstoffe, Spurenelemente und Vitamine sowie die tägliche Mengenempfehlung in einer Excel-Tabelle. Außerdem legte ich eine Extra-Spalte an für die Lebensmittel, in denen der entsprechende Vitalstoff enthalten war. Nach etwa drei Stunden unterstreichen, markieren und tippen hatte ich den Durchblick komplett verloren. Es waren so viele Gemüse- und Obstsorten, dann noch Hülsenfrüchte und Nüsse und vieles mehr, dass die Tabelle endlos lang wurde. Ein und derselbe Stoff war teilweise in fast jeder Frucht enthalten. In mir kamen jede Menge Fragen auf: Soll ich nun auch noch die Lebensmittel nach ihrer Menge des jeweiligen Vitalstoffes sortieren? Und wie soll ich vorgehen, wenn ein und dasselbe Obst beispielsweise auf Platz eins für Vitamin C und auf Platz sechs für Kalzium steht? Und was soll dieser ganze Mist, den ich hier seit Stunden betreibe, eigentlich überhaupt?

Ich legte das Buch zur Seite, löschte meine völlig schwachsinnige Excel-Datei und beschloss, das Buch erst wieder zur Hand zu nehmen, wenn ich gezielt etwas nachschlagen wollte. Gemüse und Co würde ich einfach nach Lust und Laune verzehren – eben das essen, worauf ich Appetit hatte. Im Prinzip müssen wir nur dafür sorgen, dass wir dem Körper alles zuführen, was er braucht, und kein Mangel entsteht. Das heißt ausreichend Proteine (darunter auch Aminosäuren), wertvolle Fette (darunter auch Fettsäuren) Kohlenhydrate (darunter auch Ballaststoffe) und jede Menge Vitamine, sekundäre Pflanzenstoffe, Mineralstoffe, Spurenelemente sowie viele weitere Vitalstoffe. Außerdem natürlich jede Menge Wasser.

Das Thema Kohlenhydrate ist nach wie vor umstritten. Der Mensch braucht ein gewisses Maß an Kohlenhydraten, das ist klar. Allein die Tatsache, dass diese selbst in Gemüse vorhanden sind, bestätigt das. Die Frage ist nur, in welchen Mengen und in welcher Form wir diese benötigen? Ich fragte mich, ob der tägliche Konsum von Pseudogetreiden, Gemüse und etwas Obst nicht eigentlich genügte, um dem Körper ausreichend Kohlenhydrate zu geben. Damit wäre er doch eigentlich ganz gut versorgt und man müsste nicht auf massenweise Brot, Nudeln und Süßkram zurückgreifen. Ich habe die Erfahrung gemacht, je mehr zusätzliche Kohlenhydrate ich zu mir nehme, desto schlechter fühle ich mich und desto mehr Fettzellen bilden sich. Übrigens ganz im Gegensatz zum Konsum von hochwertigen Fetten. Avocados und Kokosöl – und davon konsumiere ich eine Menge – machen sich nie in Form von einer Zunahme der Fettzellen, geschweige denn in irgendwelchen Erschöpfungszuständen bemerkbar. Also ist die Sache für mich klar: Meinem Körper genügen die Kohlenhydrate aus Gemüse, Obst, Buchweizen und Co.

Ballaststoffe sind zum Beispiel in Hülsenfrüchten enthalten und Eiweiße finden wir zusätzlich in Pilzen, Nüssen und Amaranth sowie natürlich in tierischen Produkten. Wertvolle Fette liefern unter anderem Nüsse sowie deren Öle und auch Früchte wie Avocados oder Oliven. Mit einer breiten Palette an Vitalstoffen versorgen uns allerlei Obst- und Gemüsesorten sowie Kräuter und Gewürze.

Die Frage, nach welchen Lebensmitteln wir Beschwerden wahrnehmen, ist wohl eine der elementarsten, wenn man sich schnelle Abhilfe erhofft. Aber manchmal ist es gar nicht so leicht, die Antwort auf diese Frage herauszufinden. Ich hatte ja jahrelang so viele Unverträglichkeiten auf einen Schlag, dass ich überhaupt nicht mehr wusste, was nun wofür verantwortlich war. Wenn ich zum Beispiel an einem richtig ungesunden Tag als Hauptspeise eine Portion Spaghetti Carbonara und als Nachtisch ein Eis gegessen hatte und danach meine üblichen Beschwerden auftraten, war mir nicht sofort klar, ob nun der Zucker, die Milch oder der Weizen Schuld an meinem Desaster waren. Das erfuhr ich erst im Laufe der Zeit, nachdem ich nach und nach auf diverse Sachen verzichtet hatte. Im Spaghetti-, Carbonara- und Eis-Fall waren es blöderweise alle drei Lebensmittel, die mir nicht bekamen – und diese in Kombination sorgten natürlich für den absoluten Supergau in meinem Körper.

Ebenso sollte man andere Beschwerden, die nicht offensichtlich im Zusammenhang mit der Verdauung stehen, genauer betrachten. Ich fragte mich oft, woher meine Pickel kamen, obwohl ich schon längst aus der Pubertät raus war. Ich verstand es einfach nicht. Ich wechselte meine Tagescreme und mein Make-up, aber das änderte nichts an meiner temporären Sams-Optik. Als ich eines Tages bei einer Hautärztin saß, denn die Pickel befanden sich ja auf der Haut, riet diese mir zu teuren Kosmetikprodukten aus der Apotheke, um mein Streuselkuchenproblem in den Griff zu kriegen. Ich investierte knapp einhundert Euro in Creme, Abdeckstift und Make-up und verwendete brav meine neuen Wundermittelchen. Leider ohne Erfolg. Als ich allerdings einige Zeit später nach meinen Ernährungsumstellungen und Entgiftungskuren die lästigen Pickel losgeworden war, staunte ich nicht schlecht. Von da an fiel es mir auch viel leichter zu beobachten, wann neue Erhebungen auf der Haut sichtbar wurden. Auffällig munter sprießten sie in Stresssituationen sowie nach Kuhmilch- und Zuckerkonsum. Jetzt wusste ich wenigstens Bescheid.

Symptome wie Abgeschlagenheit und Kopfschmerzen können auch in Zusammenhang mit der Ernährung stehen. In meinem Fall hing sogar die Sehfähigkeit mit Stoffwechselprozessen in meinem Körper zusammen. Die Brille brauchte ich eigentlich nur zum Autofahren im Dunkeln. Doch in Zeiten, in denen mein Körper im Chaoszustand war, wurde auch meine Sicht immer schwammiger, während sie sich nach Entgiftungskuren und Ernährungsumstellungen wieder verbesserte.

Ich halte es für wichtig, egal um welche körperlichen Beschwerden es sich handelt, immer die Ernährung genau unter die Lupe zu nehmen. Nahrung ist elementar, denn damit stellen wir dem Körper seinen Kraftstoff zur Verfügung, den er in jeder Zelle, in jedem Organ positiv für sich nutzen kann, sofern es der passende Kraftstoff ist.

Um auf die Frage »Worauf habe ich oft Appetit und wie könnte das im Zusammenhang mit Mangelerscheinungen in meinem Körper stehen?« zurückzukommen, muss man natürlich vorab sagen, dass ein Heißhunger auf Fast Food nicht gleichbedeutend mit einem körperlichen Mangel an Zusatzstoffen und minderwertigen Kohlenhydraten sein kann. Vielmehr scheint es eine gemeine Täuschung zu sein. Nachdem ich eine Zeit lang auf diverse Nahrungsmittel verzichtet hatte, die mir nicht guttaten, und mich sozusagen entwöhnt hatte, verschwand auch irgendwann der Hunger danach. Erst seitdem ich mich weitestgehend natürlich ernähre, habe ich das Gefühl, meinen Körper und meine Hungergefühle auf gewisse Nahrungsmittel ernst nehmen zu können. Wenn ich zum Beispiel das Verlangen nach frischem Obst oder Gemüse habe, dann hat mein Körper wahrscheinlich Bedarf an Vitaminen. Diesen Vitaminhunger nahm ich früher kaum war. So richtig Lust auf Rohkost, ob Gemüse oder Obst, hatte ich selten. Und ich kann mir nicht vorstellen, dass mein Körper zu diesen Zeiten ausreichend mit Vitaminen versorgt war. Also muss das natürliche Hungergefühl phasenweise wirklich ausgeschaltet und durch eine Täuschung ersetzt worden sein. Das wundert auch nicht, wenn man bedenkt, dass ich damals noch diverse Zusatzstoffe zu mir genommen hatte, die mein natürliches Gleichgewicht gestört hatten. Wenn wir mal ehrlich sind, haben wir doch keinerlei Ahnung, wie chemische Stoffe im Körper wirken können.

Zurück zum natürlichen Hunger

Echter Hunger muss in vielen Fällen erst wieder gelernt werden. Oft gerät das Hungergefühl durch Störfaktoren wie unpassende Nahrung, das Ignorieren des natürlichen Rhythmus sowie emotionale Konflikte aus dem Gleichgewicht.

Dann verspüren wir zum Beispiel zu wenig Bedürfnis nach frischer vitalstoffreicher Kost, stattdessen Appetit auf extrem fettige, salzige und süße Speisen. Manchmal dauert es eine gewisse Zeit, bis das authentische Hungergefühl, welches uns signalisiert, was der Körper wann braucht, wieder das Kommando übernommen hat.

*Folgende **Praxis-Tipps** können uns den natürlichen Hunger zurückbringen:*

- *Ausschließlich auf naturbelassene Nahrung zurückgreifen und jegliche künstliche Zusatzstoffe, die auf den Organismus einwirken können, vermeiden!*

- *Essenszeiten beachten: Dreimal täglich eine ausgewogene natürliche Mahlzeit konsumieren und Zwischenmahlzeiten, wenn möglich, vermeiden!*
- *Zwischen den Mahlzeiten Wasser oder Tee trinken und Zuckerhaltiges vermeiden – wenn etwas Süßes, dann direkt nach den großen Mahlzeiten!*
- *Gemütlich und mit Genuss essen!*
- *Versuchen, die Nähr- bzw. Vitalstoffe der Nahrung in ihrer Wirkung im Körper bewusst wahrzunehmen!*
- *Anstatt über den Sättigungspunkt hinaus zu essen, mit dem Essen aufhören, wenn noch ein kleines Hungergefühl da ist, denn dieses braucht gewöhnlich einige Minuten, um zu verschwinden!*
- *In emotional belastenden Situationen auf beruhigende Mittel aus der Natur, wie zum Beispiel Kamillentee, zurückgreifen anstatt auf Süßes oder Fast Food!*

Des Weiteren spielt der Faktor Übersäuerung eine wichtige Rolle, wie ich finde. Ich unterhielt mich vor einigen Jahren erstmals mit einer Heilpraktikerin, die sich auf das Thema Ernährung spezialisiert hatte, über dieses anscheinend weit verbreitete Problem. Sie klärte mich auf: »Wissen Sie, es ist so: Es gibt sowohl basen- als auch säurebildende Lebensmittel. Wir sind heutzutage allesamt komplett übersäuert, davon können Sie ausgehen. Lebensmittel wie Fleisch, Wurst, Käse und Getreide sind säurebildend. Aber nicht nur das. Auch psychischer Stress, Medikamente und Umweltbelastungen verursachen Säurebildungen im Körper.«

Eine basenlastige Ernährung sei unerlässlich heutzutage. Bei Fastenkuren sowie häufiger sportlicher Aktivität sei aufgrund einer erhöhten Säurebelastung besonders darauf zu achten. Zu den basenbildenden Lebensmitteln gehörten in erster Linie viele Obstsorten und fast alle Gemüsesorten.

Ich fragte interessiert nach: »Also war mein Körper auch die ganze Zeit übersäuert oder ist es eventuell noch?«

»Ich denke, durch Ihre bisherige Ernährungsumstellung haben Sie schon mal einiges ausgeglichen. Aber es ist wichtig, weiterhin darauf zu achten, sich basenüberschüssig zu ernähren. Ist der Körper erst einmal übersäuert, werden die Körperfunktionen beeinträchtigt, was sich in einer breiten Palette an Beschwerdebildern äußern kann, wie in Ihrem Fall zum Beispiel die Erschöpfungszustände.«

Auch auf die Bedeutung einer intakten Darmflora machte sie mich noch einmal aufmerksam: »Stress und ungünstige Nahrung können sich negativ auf die Darmflora auswirken. Das Gleichgewicht der Darmflora ist nicht nur wichtig, damit Essen ordentlich verdaut werden kann. Auch Darmpilze und -parasiten werden dann in Schach gehalten. Haben sich diese nämlich erst einmal im Körper ausgebreitet, ist es gar nicht so leicht, sie wieder loszuwerden.«

Ich hatte ja bereits die ein oder andere Darmflora-Aufbau-Kur hinter mir und wusste, dass derartige Behandlungen durchaus eine erhebliche Besserung der Beschwerden mit sich brachten. Aber in meinem Fall leider nicht auf Dauer. Erst nachdem ich meine Ernährung an meine persönlichen körperlichen Bedürfnisse angepasst hatte, hatte meine Darmflora überhaupt erst die Chance, wieder dauerhaft ins Gleichgewicht zu kommen.

Wenn man die eigene Ernährungsform finden will, gibt es also wirklich einiges zu beachten. Zu strenge Diäten oder

Ernährungsformen betrachte ich allerdings kritisch. Besteht eine Allergie oder massive Unverträglichkeit, sollte man das entsprechende Lebensmittel selbstverständlich strikt meiden. Aber sofern es um mildere Unverträglichkeiten geht, sollte ein Ausrutscher nicht als so tragisch empfunden werden. Wir leben in unserer westlichen Gesellschaft nun einmal mitten im Schlaraffenland und werden tagtäglich mit ungesundem Essen konfrontiert – ob es der Arbeitskollege am Schreibtisch gegenüber ist, der sich in der Mittagspause eine in der Mikrowelle aufgewärmte Lasagne und im Anschluss noch zwei Schokoriegel reinpfeift, oder die gute Freundin, die sich beim Kaffeeklatsch den Latte macchiato mit Extra-Schaum und dazu eine heiße Waffel mit Sahne und Kirschen bestellt. Wer kann es einem da übel nehmen, wenn man dann doch mal bei der ein oder anderen völlig ungesunden Köstlichkeit schwach wird? Das Leben soll natürlich nicht ständig von einem strikten Zwang dominiert werden. Wichtig ist es, dabei die Balance zu finden und weder zwanghaft noch ein Opfer von Gelegenheiten zu sein.

Auch geht es nicht darum, anderen etwas zu beweisen. Mir sind in der Vergangenheit schon so einige Spezialisten im Fehlersuchen begegnet, die es besonders amüsant fanden, wenn ich mal momentweise eine Ernährungsregel gebrochen hatte. Sobald sich auf einer Party eine Salzbrezel aus Weizenmehl in meine Hand verirrt hatte, weil mir das manchmal dann doch lieber war, als zu hungern, wurde mein Fehltritt mit einem schadenfrohen Kommentar geahndet: »Ich dachte, du isst keinen Weizen mehr? Hältst wohl nicht durch, was?«

Diese Ernährungspolizei legt meist selbst nicht viel Wert auf bewusste Ernährung. Meine Entscheidung hingegen, den Tag nicht mit einem Milchkaffee zu beginnen und abends keinen fettigen Burger oder Eiscreme in mich hineinzustopfen, scheint er oder sie als Kritik an der eigenen Person zu begreifen.

Auch dem muss man ab und zu standhalten, wenn man sich dazu entschließt, seine Ernährung umzustellen. Aber letztendlich ist es, wie in vielen Bereichen des Lebens, auch hier ganz egal, was andere davon halten. Wichtig ist es, dass man sich davon nicht verunsichern lässt, sondern einfach mit dem, wovon man überzeugt ist, fortfährt, den Gegenwind vorbeiziehen lässt und vor allen Dingen sich selbst kleine Essenssünden verzeiht. Lieber gesund essen mit ungesunden Ausrutschern als ungesund essen mit gesunden Ausrutschern.

Ein gewisses Maß an Standhaftigkeit ist unerlässlich, um auf dem eigenen Ernährungsweg zu bleiben. Denn gerade wenn man bereits viel ausprobiert hat und die Suche nach der passenden Ernährung kein Ende zu nehmen scheint, kann man schon mal durchdrehen. Mir passierte das regelmäßig. Ich dachte so oft: Jetzt! Jetzt habe ich den Schlüssel gefunden. Das ist es. Endlich weiß ich, was gut für mich ist. Und dann verschwanden die Beschwerden doch nicht oder sie tauchten wieder auf. Oft war ich frustriert und fragte mich, wie lange ich noch weitersuchen sollte. Aber ein Aufgeben ließ mein Körper nicht zu. Ich hatte gar keine andere Wahl, als immer wieder Neues auszuprobieren, immer wieder andere Dinge wegzulassen und mich immer weiter mit dem Thema zu beschäftigen. Heute bin ich froh darüber, da ich dadurch endlich weiß, was mir gut bekommt und was nicht. Aber mir ist klar, dass sich das auch wieder ändern kann. Wir durchwandern verschiedene Lebensabschnitte, in denen sich die körperlichen Bedürfnisse verändern können. Wir durchleben stressige und entspannte, körperlich gesunde und körperlich kranke Phasen. Wichtig ist es, mit dem eigenen Körper zu kommunizieren und immer darauf zu hören, was er zum aktuellen Zeitpunkt benötigt und was ihm so gar nicht passt.

Das Bauchgefühl stärken

Manche Menschen verfügen bereits über eine starke Intuition, andere hingegen nehmen ihr Bauchgefühl nicht so stark wahr, dass sie ihm blind vertrauen. Mit den folgenden »Übungen« können wir das Bauchgefühl aus der Reserve locken:

- *Wenn wir einkaufen gehen, können wir dies auch einmal ohne Plan und Einkaufszettel tun. Stattdessen können wir einfach nach Gefühl den Einkaufskorb füllen und uns danach darüber freuen, welche Lebensmittel darin gelandet sind. Auf dem Markt beispielsweise wird uns unser Bauchgefühl zu den Ständen leiten, die uns ansprechen, und genau die Sorten Obst und Gemüse auswählen lassen, die frisch und lecker aussehen.*
- *Ist der Kühlschrank dann gefüllt, können wir vor dem Kochen einfach mal intuitiv – also ohne nachzudenken – die Lebensmittel herausnehmen, auf die wir in dem Moment Appetit haben. Unser Körper zeigt uns, was er möchte. Genauso mit dem Vorratsschrank. Wir können mit dem Gemüse beginnen und im Anschluss Beilagen etc. aussuchen.*
- *Sobald dann jede Menge intuitiv ausgewählte Zutaten auf der Arbeitsfläche liegen, können wir unser Essen zubereiten und gespannt darauf sein, in welcher Form*

es schließlich auf unserem Teller landet. Dabei entscheiden wir spontan, ob wir das Gemüse zum Beispiel dünsten oder im Ofen garen, vielleicht sogar eine Suppe oder einen Salat daraus machen. Kräuter und Gewürze wählen wir ebenfalls intuitiv aus – eben so, wie es sich passend anfühlt.

- Liegt die zubereitete Mahlzeit dann zum Verzehren bereit, können wir das Essen erst einmal würdigen, indem wir ganz in Ruhe Optik und Geruch bewusst wahrnehmen. Und mit jedem anschließenden Bissen wissen wir, dass unser Körper genau das bekommt, was er in dem Moment braucht.

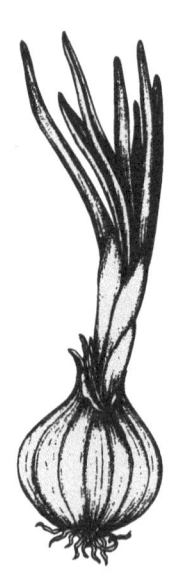

KAPITEL 7

MAL WIEDER 'NE ENTGIFTUNGSKUR?
Frühjahrsputz im Körper

Bei den vielen Gedanken um meine Ernährung ging mir ein Aspekt nicht aus dem Kopf: die Entgiftung des Körpers. Denn egal, was ich zu mir nehme, eine gewisse Menge an Giftstoffen findet immer den Weg in meinen Körper. Sobald die großen Entgiftungsorgane Darm, Leber und Niere überfordert sind, funktionieren die Stoffwechselprozesse nicht mehr optimal, sodass es zu Beschwerden kommen kann. Ich habe durch die vermeintlich normale Ernährungsweise in meinen jungen Jahren die Erfahrung gemacht, dass eben genau diese gedankenlose Ernährung zu einer hohen Giftstoffbelastung führte und diese mit verantwortlich für meine Beschwerden war. Das äußerte sich so, dass meine Unverträglichkeiten sich verschlimmerten, je höher die derzeitige Belastung war. Nach einer Entgiftungskur verbesserten sich meine Beschwerden jedes Mal. Doch sobald wieder eine gewisse Menge an Giftstoffen in meinem Körper vorhanden war, verschlechterte sich mein Zustand rasch. Aber auch nachdem ich alles Ungesunde bereits komplett von meinem Speiseplan verbannt hatte, spürte ich immer mal wieder das Bedürfnis nach einer Entgiftungskur, wenn auch eher selten und in größeren

Zeitabständen. Manchmal spüre ich in Form von zunehmender Müdigkeit, dass es wieder an der Zeit ist, manchmal habe ich aber auch einfach Lust, in meinem Körper aufzuräumen und eine Komplettreinigung durchzuziehen. Und genau dann ist auch der richtige Zeitpunkt dafür. Fühlt man sich hingegen gezwungen, wird sich das auch auf die Entgiftung auswirken. Sie wird dann keine Freude bereiten und zur reinsten Qual. Zu Zeitpunkten, an denen es sich einfach richtig anfühlt hingegen, wird solch eine Kur auch den gewünschten Effekt liefern.

Ich fragte mich in diesem Zusammenhang, durch welche Quellen Giftstoffe überhaupt in den Körper gelangen, und nahm diese mal genauer unter die Lupe. Dass mit Pestiziden behandeltes Obst, Gemüse und Getreide, mit Schwermetallen belastete tierische Produkte wie zum Beispiel Fisch und auch Fertigessen eine Rolle spielten, war mir bekannt. Aber was führte sonst noch zur Vergiftung der Zellen? Mit ein wenig Recherche erfasste ich die gesamte Bandbreite der Faktoren. Dazu zählen neben Pestiziden, Schwermetallen und künstlichen Zusatzstoffen auch Abgase und Chemikalien aus Textilien, Reinigungsmitteln, Kosmetikprodukten sowie dem Leitungswasser. Meine Amalgamfüllung im Backenzahn nicht zu vergessen, die mich all die Jahre kontinuierlich mit Quecksilber versorgte. Dass diese früher oder später rausmusste, war klar! Abgase ließen sich leider nicht vermeiden, da ich als Stadtmensch noch nicht bereit war, aufs Land zu ziehen – auch wenn die Vorstellung manchmal sehr verlockend war. Die Erkenntnis hingegen, dass auch meine Kleidung Schadstoffe absondern konnte, nahm ich zum Anlass, mal wieder so richtig auszumisten. Das, was ich vorher mehrfach mit meinem Vorratsschrank getan hatte, blühte nun auch meinem Kleiderschrank. Da ich so ein Mensch bin, der direkt nach dem Kauf die Schilder aus der Kleidung schneidet, konnte ich nicht mehr herausfinden, aus welchen Materialien meine Garderobe bestand. Aber das hielt mich nicht von meinem Vorhaben ab. Ich konnte mich ja weitestgehend daran erinnern, wo ich eingekauft hatte. Zuerst einmal schmiss ich alles, was ich in diversen Billigläden erstanden hatte, auf einen Haufen – es war zwar nicht viel, aber gerade aus meiner Zeit mit Anfang zwanzig, als ich immer auf der Jagd nach Schnäppchen gewesen war, hatte sich schon ein bisschen was angesammelt. Ich erinnerte mich dabei an den Geruch, den ich in diesen Läden in der Nase hatte. Ich kam mir damals schon oft vor wie in einer Plastikfabrik, blendete aber in meinem Kaufrausch dieses Detail dezent aus. Diese Sachen würden nun sofort meinen Kleiderschrank verlassen, das stand außer Frage.

In einem weiteren Schritt nahm ich mir die übrigen Kleidungstücke einzeln vor und fühlte den Stoff. So sortierte ich fleißig alles an Kleidung aus, dessen Material mir künstlich erschien, und beschloss, auch die Wahl meines Waschmittels zu überdenken. In dem Zusammenhang überprüfte ich meine Putzmittel und deckte mich mit umweltfreundlichen Varianten ein, die nur unerheblich teurer waren. Was meine Schönheits- und Pflegeprodukte betraf, hatte ich mich bereits teilweise auf Naturkosmetik umgestellt. Anstelle von Bodylotion oder Gesichtscreme verwende ich bis heute reines Kokosöl aus dem Bioladen, das dort noch nicht mal in der Kosmetikabteilung steht, sondern in der Lebensmittelecke. Es ist schon Wahnsinn, wenn man sich bewusst macht, dass die Haut über unzählige Poren verfügt, über die alles, was unsere Haut berührt, in den Körper gelangen kann. Gerade Cremes und Lotions sollten entsprechend so natürlich wie möglich sein.

Ich überdachte auch meine Zahnpasta-Auswahl. Nachdem ich mehrmals über die Gefahren von Fluorid gelesen hatte, konnte ich nicht mehr bedenkenlos zu jeder beliebigen Zahnpastatube greifen. Sollte der fett gedruckte Hinweis auf so mancher Tube also eine Warnung sein – so wie das Totenkopfsymbol auf Insektensprays? Oder bewarben die Hersteller ihr Produkt tatsächlich mit der Information, dass dieses einen Stoff enthielt, der in zu großen Mengen dem Menschen Schaden zufügen konnte? Ich war verwirrt. Dies war wieder mal eine Situation, in der ich nicht wusste, was ich nun glauben sollte. War Fluorid nun gut oder schädlich? Da ich kein Chemiker war, hörte ich auf mein Bauchgefühl, das mich beim nächsten Einkauf zu einer fluoridfreien Zahnpasta führte.

Die Haare stellen allerdings ein Problem dar. Mit dreißig tauchen ja bei vielen Menschen bekanntlich die ersten vereinzelten grauen Haare auf. Auch wenn sie eventuell eine gewisse Reife und Weisheit ausstrahlen könnten, ist es für viele noch lange keine Option, sich mit ihnen anzufreunden. Haare färben oder tönen lässt sich nicht immer umgehen, wenn man bestimmte Schönheitsvorstellungen hat. Generell ist zu sagen, dass man wohl niemals alle Giftstoffe, die von außen in unseren Körper gelangen, vermeiden kann. Ich nahm mir vor, so viele Gifteinflüsse wie möglich zu reduzieren, aber eben nur soweit es ging und mich nicht anderweitig beeinträchtigte. Eine gewisse Portion an Giftstoffen kann der Körper glücklicherweise verkraften. Es kommt eben vor allen Dingen auf die Menge an, damit er davon nicht überfordert wird.

Die größte Sorge bereitete mir das Trinkwasser. Ob als Tee, stilles Wasser oder zum Kochen – Wasser ist das wichtigste Lebensmittel überhaupt. Doch je mehr ich zum Thema Wasser recherchierte, desto frustrierter wurde ich. Ich las von Hormonen und diversen Schadstoffen im Leitungswasser, von Fluoriden im gekauften Wasser und von Bisphenol A in Wasser aus Plastikflaschen. Wasser steht für Reinheit, Gesundheit und Neutralität. Dass selbst in diesem simplen Lebensmittel angeblich schädliche Stoffe steckten, war für mich und meine wasserlastige Ernährung mehr als ungünstig. Die Suche nach möglichst reinem Quellwasser in Glasflaschen gestaltete sich nicht gerade einfach, verlief aber letztendlich doch erfolgreich, nachdem ich zahlreiche Wassermarken auf ihre Inhaltsstoffe, laut Etikett, geprüft hatte. Dieses Wasser verwende ich für Tees, Smoothies, Suppen und vieles mehr – Leitungswasser hingegen nur noch zur äußeren körperlichen Reinigung und zum Putzen und Spülen.

Wasser spielt gerade beim Entgiften eine sehr wichtige Rolle. Durch eine hohe Zufuhr an Wasser werden die Zellen so richtig durchgespült und das Hungergefühl gelindert.

Abgesehen von einer erhöhten Flüssigkeitszufuhr gibt es bei einer geplanten Entgiftungskur noch vieles mehr zu beachten. Während meiner ersten kleinen Fastenkur, einem mehrtägigen Suppenfasten, machte ich wohl alles falsch, was man falsch machen kann. Ich begann von einem auf den anderen Tag mit dem Fasten und trank nur noch Gemüsebrühe. Den ersten Tag überstand ich noch relativ gut mit einem grummelnden Magen und innerer Unruhe. Der zweite Tag kostete mich hingegen wirklich Nerven und Kraft. Mein Kreislauf sackte mehrmals ab und ich schleppte mich zwischen Sofa und Bett hin und her, während meine Gedanken um feste Nahrung kreisten. Aber ich konnte unmöglich nach zwei Tagen schon aufgeben. Also zwang ich mich, einen weiteren Tag zu hungern. Meine Laune war an Tag drei am Tiefpunkt angekommen. Ich verfluchte die Gemüsebrühe, die mir bereits zum Hals heraushing, und gab schließlich auf. Das war dann wohl gänzlich in die Hose gegangen.

Ich ließ einige Monate später meine erste Fastenkur gedanklich Revue passieren und fragte mich: Was habe ich eigentlich falsch gemacht?

Der Switch von jeder Menge fester Nahrung auf reine Flüssigkeit von einem Tag auf den anderen war zu schnell gewesen. Womöglich war ein schleichender Einstieg in die Fastenkost für meinen Körper besser verträglich, ebenso wie ein schleichender Wiedereinstieg in den Konsum fester Nahrung. Des Weiteren hatte ich mich kaum bewegt in diesen drei Tagen, aus dem einfachen Grund, dass ich mich zu schwach gefühlt hatte. Sicherlich wäre ein Aerobic-Workout nicht das Richtige für eine Fastenbegleitung, aber kleine Spaziergänge an der frischen Luft sollten mir beim nächsten Mal dabei helfen, den Kreislauf zu stabilisieren. Außerdem nahm ich mir vor, entgiftungsfördernde Lebensmittel in pflanzlicher Form zur Unterstützung mit einzubeziehen. Dazu zählen zum Beispiel Wildkräuter wie Brennnessel und Löwenzahn.

Entgiftung: Hilfsmittel aus der Natur

Bei Fasten- und Entgiftungskuren ist in der Regel fachmännische Begleitung anzuraten, da der Körper stark beansprucht wird. Während der Entgiftung werden jede Menge Giftstoffe aus den Zellen frei, mit dem Ziel, den Körper zu verlassen und somit zu entlasten. Einige Lebensmittel können diesen Prozess unterstützen. Hier eine kleine Auswahl pflanzlicher Entgiftungshelfer:

Brennnesselblätter *können in junger und frisch gepflückter Form für grüne Smoothies oder Saft verwendet werden. Der Brennnessel wird neben einem hohen Gehalt an Vitalstoffen eine stoffwechselanregende und reinigende Wirkung nachgesagt.*

Flohsamen – besonders die Schale – wirken quellend und abführend. Sie unterstützen den Darm bei der Giftstoffausscheidung.

Kurkuma ist nicht nur im Alltag ein echtes Superfood. Die Wurzel ist mit ihrer positiven Wirkung auf die Leber auch in Entgiftungsphasen ein guter Begleiter.

Löwenzahn soll blutreinigend wirken und Leber und Galle unterstützen. Das wild wachsende Kraut kann als Salat, grüner Smoothie, Tee oder Saft genossen werden.

Mariendistel stärkt die Leber und wird meist als Tinktur oder Tee eingenommen.

Da der Körper gerade in den ersten Tagen einer Entgiftungsphase komplett verrückt spielt, sollten intensive Fastenkuren in entspannten Wochen stattfinden, in denen keine anstrengende Arbeit oder wichtige Ereignisse im Anmarsch sind. Man sollte immer damit rechnen, einige Tage lahmgelegt zu sein. Der Körper kann in Form von Übelkeit, Schwindel oder einem starken Schwächegefühl auf die extreme innere Umstellung reagieren.

Mir gefällt es, zu jeder neuen Jahreszeit bewusst zu entgiften. Meiner Ansicht nach bedarf alles, was den Menschen betrifft, regelmäßiger Reinigung. So wie wir uns äußerlich in Form der täglichen Dusche reinigen, sollten wir auch das Innere des Körpers nicht vernachlässigen. Wie das Wasser mit seiner Fließbewegung den Schmutz auf der Haut fortträgt, sollte es auch regelmäßig den Schmutz aus den inneren Organen hinausspülen.

Die für mich erfolgreichste Entgiftungsmethode sieht so aus, dass ich nie komplett auf Flüssignahrung umsteige, sondern einen Kompromiss wähle. Ich ernähre mich etwa drei bis fünf Tage lang – je nachdem, wie lange ich es für nötig erachte – je von einem grünen Smoothie am Morgen, einer Portion Gemüseeintopf am Mittag, einem frischen Obstsaft am Nachmittag und einer Portion pürierter Gemüsesuppe am Abend sowie etwa zwei bis drei Litern abgekochtem Wasser über den Tag verteilt. Diese Kombination an Wildkräutern, Gemüse, ein wenig Obst und jeder Menge Wasser ist für meinen Körper wie geschaffen und hält mich bei Kräften. Nach dieser Entschlackungsphase fühle ich mich wie neu geboren, voller Leichtigkeit und Energie. Denn auch ohne extremes Fasten lassen sich positive Effekte erzielen. Strenges Heilfasten scheint hingegen im Falle schwerer Erkrankungen eine sinnvolle Methode zu sein und sollte fachmännisch begleitet werden.

Eine weitere Möglichkeit zur regelmäßigen Entschlackung ist ein fester Fastentag jede Woche, an dem lediglich Suppe gegessen und Wasser getrunken wird. Da es sich um lediglich einen Tag in der Woche handelt, lässt sich dieser leicht überstehen und die regelmäßige Entlastung des Körpers kommt dem alltäglichen Wohlbefinden zugute.

Der Verzicht auf die gewohnten Mahlzeiten während einer Entgiftungskur kann recht unangenehm sein. Abhilfe dabei schafft man sich, indem man für ausreichend geistige Nahrung sorgt. Für etwas, das anstelle von Nahrung Glücksgefühle und Zufriedenheit erzeugen kann, sei es ein spannendes Buch, die Planung des nächsten Traumurlaubs oder gute Gespräche mit Freunden bei einer Tasse Tee. Denn alles, was glücklich macht, lenkt vom Hunger nach fester Nahrung ab.

Nachdem ich nun nach meinem Verzicht auf alle möglichen Lebensmittel und einer erhöhten Zufuhr an Superfoods auch noch einigermaßen regelmäßig meinen Körper entgiftete, fragte ich mich schon manchmal: Bin ich eigentlich ein Freak? Ich kannte kaum jemanden, dem das Thema Ernährung so wichtig erschien wie mir.

Ich unterhielt mich mit meiner guten Freundin Sandra darüber: »Sag mal, denkst du, ich übertreibe es irgendwie mit meiner Ernährung?«

»Na ja, du bist schon extrem«, antwortete sie. »Also mir wäre das viel zu stressig, ich hab irgendwie andere Sorgen im Leben.«

Ja, ich verstand durchaus, dass das ein bisschen übertrieben wirkte. Auf mich selbst ja auch. »Aber irgendwie hab ich das Gefühl, keine andere Wahl zu haben, wenn ich mich fit und wohl fühlen will«, erklärte ich.

Sandra fand das völlig verständlich. »Ich kann echt froh sein, dass ich nicht so nervige Beschwerden hab wie du. Und ich frag mich manchmal auch, was eigentlich wäre, wenn ich mich so extrem ernähren müsste. Vielleicht wär ich dann ja noch fitter und leistungsfähiger. Aber solange es mir gut geht, fehlt mir irgendwie die Motivation dazu, meine Ernährung umzustellen.«

Ich antwortete: »Irgendwie bin ich sogar manchmal dankbar. Mein Körper zeigt mir durch sein extremes Reagieren genau, welchen Einfluss Nahrung auf den Körper haben kann.«

»Ja, das stimmt. Und bei Menschen wie mir ist es einfach so, dass wir uns gar keine Gedanken um das Thema Essen machen. Es gibt für uns keinen Anlass. Natürlich achte ich darauf, Obst und Gemüse zu essen und nicht zu viel Fast Food, aber so genau schaue ich eigentlich nicht hin. Das kommt dann wahrscheinlich erst, falls ich mal krank werde«, sagte Sandra und klopfte dreimal auf den Tisch.

Tatsächlich hatte ich keine Wahl gehabt. Meine Beschwerden und die fehlenden Diagnosen brachten mich dazu, neben Privatleben sowie Lern- und später Arbeitsalltag die Welt der gesunden Ernährung und Lebensführung zu durchwandern. Das Gefühl, ein kleiner Freak zu sein, begleitete mich dabei ab und zu.

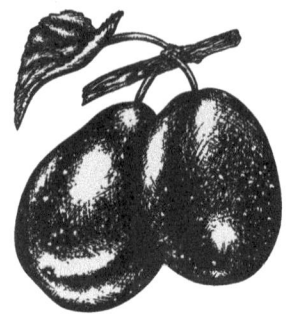

KAPITEL 8

BIN ICH JETZT EIN ÖKO?
Die Kunst, bei sich selbst zu bleiben

Schubladendenken ist nichts Neues. Ich neige selbst ganz gern mal dazu, fleißig in Schächtelchen zu sortieren, bis ich die Menschen besser kennengelernt habe. Mir persönlich hilft es oft dabei, ein neues Gegenüber grob einzuschätzen. Und ich finde, man sollte das Thema Schubladendenken gerade im Bereich Ernährung mehr mit Humor sehen. Denn glücklicherweise steckt man in keiner Schublade allein drin, sondern teilt sich diese mit einem Haufen anderer vom gleichen Schlag. Wichtig ist meiner Meinung nach, dass man sich in seiner Schublade wohlfühlt und immer die Chance hat, mit einem Fuß auszusteigen oder sie zu wechseln. Denn komplett entkommen ist nun einmal schwierig.

Für Menschen, die sich vorwiegend von Gemüse, Körnern und Kräutertee ernähren und einen Obstsalat als kulinarisches Highlight des Tages betrachten, gibt es die Schublade »durchgeknallter Öko«. Das Bild wird gern abgerundet durch esoterische Klischee-Vorstellungen wie bevorzugtes Barfußlaufen oder missionarisches Von-der-fleischlosen-Ernährung-Überzeugenwollen. Außerdem zieht der Öko seine Buchweizensprossen selbst und backt gern Vollkornbrot. Essen wegzuschmeißen, kommt nicht infrage – stattdessen gibt es zweimal pro Woche eine bunte Restepfanne.

Dem durchgeknallten Öko gegenüber steht der Scheißegal-Esser. In seinem Küchenschrank befinden sich immer ein paar Notfall-Fünf-Minuten-Terrinen und wenn mal groß gekocht wird, gibt es Spaghetti Bolognese mit angerührter Tütensoße. Als Durstlöscher dient gern ein Cola-Limo-Mix aus der Plastikflasche oder Eistee. Und im Handschuhfach des Autos liegen Gutscheine für diverse Fast-Food-Ketten, falls der kleine Hunger zwischendurch unterwegs auftauchen sollte. Salat aus der Tüte mit Dressing aus dem Becher sowie der fertige Fruchtjoghurt aus dem Kühlregal dienen der täglichen Vitaminzufuhr.

Doch auch den ultimativen Gourmet gilt es nicht zu vergessen. Dieser ist vorrangig an Exklusivität interessiert und bevorzugt edle Gerichte wie Jakobsmuscheln an Safranschaum mit Rote-Bete-Carpaccio, Kobe-Rind an Polenta mit gedämpften Zucchiniblüten und Basilikumparfait mit Balsamico-Himbeeren. In seiner Freizeit kocht er gern selbst für sich und Freunde in seiner restaurantähnlich ausgestatteten offenen Show-Küche und selbstverständlich besteht das Menü immer aus mehreren Gängen. Außerdem ist er ein echter Weinkenner und serviert zu jedem Gang einen ganz besonders edlen Tropfen. Eingekauft wird selbstverständlich im Delikatessengeschäft des Vertrauens.

Dann gibt es da noch den Ernährungshipster. Dieser ist immer auf der Suche nach den neuesten Ernährungstrends. Er läuft mit seinem grünen Smoothie to go durch die Gegend und hat immer einen Superfood-Fruchtriegel in der Tasche. In seiner Freizeit besucht er in jedem Fall Yoga- oder Pilateskurse und auf der Jagd nach Nahrung treibt er sich in den Bioläden und veganen Restaurants der Stadt herum. Die Namen der Lebensmittel in seinem Vorratsschrank muss man prinzipiell erst einmal googeln, um sie verstehen zu können. Zwischen Algenpulver, getrockneten exotischen Beeren und stoffwechselantreibenden Gewürzen tummeln sich vor allen Dingen Getreidealternativen wie Quinoa, massenweise Packungen pflanzlicher Milchsorten sowie Heilwasser in Glasflaschen. Bevor er einer Essens- oder Partyeinladung Folge leistet, isst er sich zu Hause satt, da er außerhalb oft nichts Essbares für sich findet.

Und zu guter Letzt bleibt noch der Normal-Esser. Auf den ersten Blick scheint er sich ausgewogen und bewusst zu ernähren – allerdings folgt er eher den allgemeingültigen Ernährungsempfehlungen, anstatt die Ernährung gezielt an die individuellen Bedürfnisse seines Körpers anzupassen. Dieser Esser ist ein Fan von Körnerbrötchen sowie Müsli mit Früchten und Joghurt. Außerdem gönnt er sich zum Frühstück schon mal einen Milchkaffee mit extra viel Schaum. Besondere Genüsse sind für ihn beispielsweise Parmaschinken mit Melone, ein guter Käse vom Markt und ein schönes Glas trockener Rotwein. Wenn er kocht, gibt es meist saisonal angepasste Gerichte – Kürbissuppe und Spargel mit Sauce Hollandaise sind dabei die Highlights des Jahres, die so oft wie möglich gegessen werden. Wird er zu geselligen Runden eingeladen, bringt er gern Tomaten mit Mozzarella oder ein selbst gemachtes Tiramisu mit.

Ob wir wollen oder nicht, wir befinden uns höchstwahrscheinlich mit mindestens einem Bein in einer der genannten Schubladen – und stehen vielleicht mit dem zweiten in einer der anderen Abteilungen. Ich für meinen Teil bin in den Augen anderer ein Ernährungshipster oder durchgeknallter Öko. Heute ist mir das egal und ich finde es sogar ganz lustig. Aber das war nicht immer so.

Ich war nie der Typ Mensch, der sich aufgrund eines Trends von der Masse abheben wollte. Eigentlich wollte ich genauso leben wie alle anderen um mich herum. Denn das war schließlich viel einfacher. Aber mein Körper ließ mich nun einmal nicht. Wenn ich Verabredungen nicht ständig absage, aus dem Restaurant nicht mit Bauchkrämpfen flüchten oder mich im Büro nicht plötzlich krankmelden wollte, musste ich mich anders als meine Freunde und Kollegen ernähren. Milchkaffee und Kuchenteilchen zwischendurch sowie beliebige Gerichte von der Speisekarte oder gar ein Schnitzel mit Rahmsoße in der Mittagspause waren einfach nicht drin. Es bestand so gut wie keine Chance, danach den Tag ohne unangenehme Zwischenfälle zu überstehen. Also musste ich einfach darauf achten, was ich aß und was nicht.

Auch an gemeinsamen Kochabenden unter Freunden fiel ich meistens aus der Reihe. Gemeinschaftliches Essen in vertrauter Runde ist an sich eine tolle Sache. Allerdings etwas problematisch, wenn man als Gast nur die Hälfte der Speisen verträgt. Ich saß oft mit einer »Extrawurst« auf meinem Teller da oder verspeiste einfach nur den Beilagensalat. Einige meiner Bekannten verstanden noch nicht einmal, wieso ich gewisse Dinge nicht aß. Das Unverständnis gegenüber Opfern von Ernährungsunverträglichkeiten ist tatsächlich auch ein gesellschaftliches Problem. Ich habe mit Menschen gesprochen, die Ähnliches erlebt haben und teilweise als völlig durchgeknallt abgestempelt wurden. Ich hörte selbst oft Sätze wie: »Das bildest du dir bestimmt ein!« Und das ist wirklich das Letzte, was man in so einer Situation hören möchte. Die Ernährungsformen, die ich vertrete, sind ja aktuell weiter verbreitet als noch vor einigen Jahren. Schnell rutscht man dann in die Schiene eines angeblichen Aufmerksamkeitsdefizitproblems. So einige Male hörte ich in Gesprächen zum Thema Unverträglichkeiten: »Das ist total übertrieben. So was wie eine Glutenunverträglichkeit gibt es nicht. Das ist doch jetzt nur wieder so was, womit sich manche profilieren.«

Aber würde man sich nicht schönere Wege aussuchen, sich zu profilieren, als mit einem außer Kontrolle geratenen Darm? Mit Sicherheit gibt es Menschen, die in egal welcher Form nach Aufmerksamkeit schreien. Diese nehmen dann vielleicht auch ganz gern in Kauf, unappetitliche Details ihrer Verdauungsstörungen offenzulegen. Dem größten Teil ist es aber wohl eher unangenehm. Doch allein der Verzicht – ohne große Worte – wird in mancherlei Umgebung fleißig kommentiert. Es scheint einige leider wirklich zu empören, dass manche Menschen kein Brot zum Salat essen oder auf Fleisch verzichten.

Wenn ich mit Menschen spreche, die sich noch nie großartig mit dem Thema Ernährung auseinandergesetzt haben, finden wir oft überhaupt keine gemeinsame Diskussionsebene. Das mag auf der Tatsache basieren, dass das Thema für manche komplett unerheblich ist. Viele orientieren sich am gewohnten Essverhalten, das sie aus ihrem Elternhaus kennen, und machen sich weiter keine Gedanken darum. Sobald es aber zu einer sachlichen Diskussion kommt, kann man sich totargumentieren in dem Versuch, eine andere Sichtweise zu erklären. Es kommt eh nicht an, solange mein Gegenüber nicht offen für die Thematik ist. Wenn ich erkenne, dass es sinnlos ist, versuche ich, das Gespräch lieber in eine ganz andere Richtung zu lenken, um mir ins Nirwana führende Diskussionen zu ersparen.

Nachdem ich nun bereits verschiedene Ernährungsweisen ausprobiert hatte, nur noch ausgewählte Lebensmittel aß und nach innerer Ausgeglichenheit strebte, klebte der »Öko«-Stempel natürlich mitten auf meiner Stirn. Ich fragte mich teilweise wirklich, wer ich denn nun eigentlich war. Auf die Umstellung meiner Ernährung folgte fast schon automatisch eine Umstellung meiner Sicht auf das Leben. Je weniger bestimmte Nahrungsmittel mich belasteten, indem ich auf sie verzichtete, desto mehr geistige Freiheit hatte ich. Denn ich war nicht mehr ständig lahmgelegt und fühlte mich körperlich so wohl, dass auf geistiger Ebene viel mehr stattfinden konnte. Auch meine Stimmungen wurden zunehmend positiver. Phasen schlechter Laune und geistiger Müdigkeit gab es immer seltener. Es kam mir so vor, als öffnete die natürliche Ernährung die Tore zu einer ganz neuen mentalen Freiheit. Als sei ich gewisse Einflüsse losgeworden, die vorher fleißig meinen Denkprozess beeinflusst hatten. Selbstverständlich trugen auch weitere Faktoren, eben Reife und der Lauf des Lebens, dazu bei, dass sich meine Denkweisen und Stimmungen veränderten. Aber die Ernährungsumstellung war eben einer davon – und zwar ein elementarer.

Dennoch wollte ich in gewisser Weise noch der Mensch bleiben, der ich immer war. Denn auch wenn ich mich mittlerweile ökomäßig ernähre und sich mental einiges verändert hat, liebe ich es nach wie vor, shoppen zu gehen und einmal im Monat mit einer Frauenzeitschrift beim Friseur zu sitzen. Generell möchte ich mich nicht zu sehr mit meiner Ernährung identifizieren. Es geht dabei schließlich wirklich nicht darum, irgendetwas darzustellen. Essen dient vorrangig der Nährstoffzufuhr und natürlich auch dem Genuss. Ernährungstrends einfach nur mitzumachen, um hip zu sein oder sich von anderen abzugrenzen, halte ich sogar für leichtsinnig. Zuerst einmal sollte man herausfinden, was der Körper wirklich braucht und was ihm guttut, bevor man aus einem Trend heraus seine Ernährung urplötzlich umstellt und eventuell sogar gesundheitliche Nachteile davon zu spüren bekommt. Ich bin zum Beispiel vorsichtig mit Obst und kann mich entsprechend nicht frugan, also von viel Obst, ernähren. In Maßen bekommt es mir, aber größere Massen leider nicht. Manch anderer verträgt da mehr, ich greife stattdessen in erster Linie auf Gemüse zurück, um mich mit Vitaminen zu versorgen, Obst dient für mich mehr dem Genuss.

Menschen wie ich, die von echten Beschwerden aufgrund von – wenn auch nicht immer ärztlich attestierten – Nahrungsmittelunverträglichkeiten geplagt werden, machen nicht blind jeden Ernährungstrend mit, um sich zu profilieren. Wenn wir eine neue Ernährungsform ausprobieren, dann in der Hoffnung, endlich die Lösung für unsere Probleme zu finden. Hier geht es um wesentlich existenziellere Dinge als Selbstdarstellung – nämlich darum, sich körperlich wohlzufühlen.

Ernährungsformen und -trends auf einen Blick

Vegetarismus

Vegetarier ernähren sich von pflanzlichen Erzeugnissen sowie von denen lebender Tiere. Sie verzichten auf Fleisch, Geflügel, Fisch und auch Produkte wie Schmalz und Gelatine, da diese aus Bestandteilen geschlachteter Tiere hergestellt werden.

Veganismus

Vegane Ernährung basiert auf einer rein pflanzlichen Nahrung und schließt neben Fisch, Geflügel und Fleisch auch das Konsumieren jeglicher tierischer Produkte aus, wie zum Beispiel Eier, Milch, Käse und Butter.

Fruganismus

Frutarier nehmen ähnlich wie Veganer eine rein pflanzliche Nahrung zu sich. Doch sie essen nur die Früchte der Pflanzen, nicht die lebende Pflanze an sich. Nüsse, Samen und Obst stehen im Fokus der fruganen Ernährung.

Rohkost

Wie der Name verrät, ernähren Rohköstler sich von Lebensmitteln, die nicht erhitzt wurden. Dazu zählen vor allem Obst, Gemüse, Samen, Nüsse und Kräuter. Die Rohkosternährung kann – je nach Ausrichtung – den Konsum von tierischen Produkten miteinbeziehen.

Paleo

In der Paleo-Ernährung wird unter anderem auf Zusatzstoffe, Milchprodukte, Getreide, Hülsenfrüchte und Industriezucker verzichtet. Stattdessen liegt der Fokus auf Gemüse, Kräutern, Obst (insbesondere Beeren), Nüssen, Samen, Fleisch, Fisch, Eiern und hochwertigen Ölen.

Clean Eating

Das Prinzip des Clean Eating liegt darin, ausschließlich naturbelassene Nahrung zu sich zu nehmen – industriell verarbeitetes Essen ist tabu. Besonders wichtig hingegen sind frische Produkte und ein ausgewogener Speiseplan.

Slow Food

Slow Food kann als Gegensatz zum Fast Food betrachtet werden. Regionalität, faire Lebensmittelproduktion, Frische und Qualität der Nahrung sowie eine generelle Wertschätzung des Essens sind die Grundpfeiler dieser Ernährungsform.

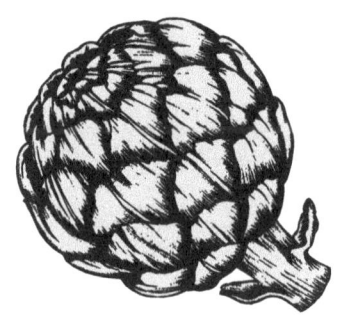

KAPITEL 9

BEWEGUNG HAT NOCH KEINEM GESCHADET.
Sport ist eben nicht gleich Mord

Die optimale Ernährung ist bekanntlich längst nicht alles, was der Körper braucht, damit wir uns rundum wohlfühlen. Um den Stoffwechsel in Fahrt zu bringen, müssen wir uns bewegen, das ist klar. Ab und zu mal so richtig schwitzen, ist das nicht eine Erleichterung? Ich empfinde es immer als reinigend, wenn ich alle möglichen Giftstoffe aus dem Körper schwitze. Doch es geht natürlich nicht nur ums Schwitzen. Sport hilft dabei, innere Anspannungen loszuwerden, den Kopf freizukriegen und natürlich Fett zu verbrennen. Mir persönlich gibt Sport vor allen Dingen positive Energie, ich blühe dabei so richtig auf.

Als Kind war ich ein Sportnarr. Ich liebte die Bewegung und den Wettkampf. Ich rannte und sprang durch die Gegend und ein Leben ohne Sport war damals undenkbar. Jedoch verschwand meine Motivation im Zuge meiner ersten »Ernährungsumstellung« von gesund auf ungesund. Damals lernte ich erstmals den inneren Schweinehund kennen. Ein fieses Geschöpf! Er hielt mich viel zu oft davon ab, in den Turnverein zu gehen. Dieser Schweinehund hatte es sich mit der Pubertät so richtig gemütlich in meinem Inneren gemacht und war gar nicht so leicht loszuwerden.

Mittlerweile ist es bereits ein paar Jahre her, dass ich mich von ihm verabschiedet habe, aber ich erinnere mich noch sehr gut an die stille Kommunikation mit ihm an so manchem Nachmittag. Nach einem langen Tag, wenn man endlich zu Hause angekommen ist und die ganze Last des Tages von den Schultern abfällt, genießt man einfach das Nichtstun. Nach einem Blick auf die Uhr schießt dann aber plötzlich der Gedanke an das bevorstehende Training in den Kopf und der Monolog des hinterlistigen Schweinehundes beginnt: »Morgen ist auch noch ein Tag. Ruh dich lieber aus. Gönn dir ein leckeres Essen und verschieb das Training auf morgen oder nächste Woche. Es läuft dir ja nicht davon.« Irgendwie hat er ja recht, der Schweinehund. Er fährt fort: »Nächste Woche wirst du mehr Kraft haben als heute. Gönn dir noch Ruhe. Und hey, Sport wird überbewertet. Du bist doch gar nicht so schlecht in Form. So nötig hast du es gar nicht. Außerdem müsstest du dich jetzt extra umziehen und ins Sportstudio fahren, wo du wieder keinen Parkplatz finden wirst. Willst du dir das jetzt wirklich antun? Gerade heute, wo du doch so erschöpft bist von dem langen Tag?« Und schon hat er mit seiner Ansprache überzeugt und sogar das schlechte Gewissen verscheucht. Ein gerissenes Wesen, dieser Schweinehund. Die Wochen vergehen und am Ende des Monats kann man die geleisteten Trainingseinheiten an einer halben Hand abzählen. Stattdessen war man im Kino, in Restaurants oder Bars, bei Freunden zum Essen oder eben zu Hause auf dem Sofa. Und so vergehen die Jahre. In der Jugend noch ohne großartige Konsequenzen, aber nach und nach werden die Spuren von zu wenig Bewegung leider sichtbar. Und zwar in Form von Rückenschmerzen, zunehmenden Fettpölsterchen und dem Beginn von Cellulitis – um nur die weniger schlimmen Nachteile eines sportarmen Lebens zu nennen.

Hausverbot für den Schweinehund!

Oft liest man, wie der Schweinehund zu überlisten sei. Man soll zum Beispiel einen Trainingsplan erstellen oder sich zum Sportmachen mit anderen verabreden. Aber mal ganz ehrlich, wenn der Schweinehund keine Lust hat, dann bringt er einen auch problemlos dazu, das Handy zu zücken und dem Trainingspartner zu schreiben, dass man wegen plötzlicher furchtbarer Migräne leider nicht zum Sport kommen kann. Auch ein Trainingsplan ist letztendlich nur ein Stück Papier, das den Schweinehund, ist er mal da, herzlich wenig interessiert. Meiner Ansicht nach ist es die bessere Taktik, den Schweinehund erst gar nicht erscheinen zu lassen. Hier ein paar Tipps:

- *Freude entwickeln! Bereits morgens schießt der Gedanke ans anstehende Training in den Kopf und das lässt sich positiv verstärken. Man kann sich vorstellen, wie viel Spaß man später dabei haben wird und wie gut es dem Körper tun wird. Ist der Gedanke an das Training dann mit Freude und Sinnhaftigkeit anstelle von Lustlosigkeit verknüpft, sollte eigentlich nichts mehr schiefgehen.*
- *Aktiv bleiben! Nach einem langen Arbeitstag zu Hause angekommen, kann man sich – bevor es zum Sport geht – ein kurzes Päuschen am Esstisch mit ein wenig wach machendem frischem Obst oder Rohkost gönnen, anstatt sich auf die Couch zu bequemen, von der man nur schwer wieder hochkommt. Wenn noch*

Zeit bis zum Sportkurs ist, kann man zum Beispiel die Wäsche machen, in der Küche aufräumen oder Sonstiges erledigen, was gerade ansteht. Wichtig ist es, aktiv zu bleiben bis zum Sport. Nach dem Training bleibt in der Regel noch genug Zeit, sich ausgiebig auszuruhen und Kraft für den kommenden Tag zu sammeln.

- *Locker bleiben! Der Schweinehund taucht meiner Erfahrung nach oft auf, wenn man sich selbst unter Druck setzt. Stattdessen sollte man anstehende körperliche Betätigungen ganz entspannt betrachten, so wie das anstehende Abendessen oder das Zähneputzen. Eben als etwas, was zum Alltag dazugehört und eigentlich gar keine große Sache ist. Unter dem Motto: »Heute steht mal wieder Sport an. Super, alles klar, kein Problem.«*

Ich kann die Vermeidungshaltung Sportfauler sehr gut nachvollziehen. Ich habe selbst eine derartige Phase hinter mir, in der ich mich immer wieder zwingen musste, regelmäßig Sport zu treiben. Aber irgendwann kam der Punkt, an dem ich nicht mehr gegen einen dämlichen Schweinehund kämpfen und Sport wieder zur Selbstverständlichkeit machen wollte.

Ich muss zugeben, dass meine Motivation vorrangig die war, etwas abzunehmen und einer sich anbahnenden Cellulitis vorzubeugen, doch auch mein wachsendes Ernährungsbewusstsein schloss regelmäßige körperliche Bewegung mit ein. Mittlerweile treibe ich Sport aus Überzeugung. Weil Sport meiner Gesundheit und meiner Seele guttut.

Als ich mitten in meiner Ernährungsexperimentierphase entschlossen war, durch Sport abzunehmen, hatte ich für meinen Geschmack etwa sieben Kilogramm zu viel auf den Rippen. Sieben Kilo hören sich nicht viel an, aber sie verteilten sich recht ungünstig. Ich fühlte mich wie eine Presswurst in meiner Lieblingsjeans, die ich nur an manchen Tagen und wenn, dann mit Gewalt zubekam, und enge Oberteile hätte ich gleich in die Altkleidertonne schmeißen können, da sie jedes Fettpölsterchen an meinem Bauch wunderbar betonten. Also hatte ich die Wahl: Entweder ich würde meinen Kleiderschrankinhalt rundum erneuern oder ich würde sieben Kilogramm abnehmen.

Ich entschied mich damals gegen die Rundumerneuerung meines Kleiderschranks – das wäre einfach viel zu teuer geworden – und für den Kampf gegen die Kilos. Ich meldete mich wieder im Fitnessstudio an und besuchte jeden bis jeden zweiten Tag Fitnesskurse. Zusätzlich trainierte ich gezielt diverse Muskelpartien an den Geräten. Zu Beginn führte mein Fitnesstrainer einen Body-Check durch. Eine prima Sache, anhand derer man beispielsweise den Körperfett- sowie den Wasseranteil als auch die Fettmasse feststellen kann. Und siehe da, mein Körperfettanteil war damals tatsächlich etwas hoch.

Das Beste am Abnehmen durch Sport war, dass ich noch nicht einmal hungern musste. Ich achtete lediglich darauf, was und wann ich aß, und nicht vorrangig auf die Menge. Ich erlebte es tatsächlich so, dass beim Abnehmen mehrere Faktoren zusammenspielen müssen. Dazu zählen Bewegung, Ernährung und ein gut funktionierender Stoffwechsel.

Vor allen Dingen das Abendessen spielte in meiner Abnehmphase eine große Rolle. Ich machte die Erfahrung, dass schwere Mahlzeiten am späten Abend kontraproduktiv für das Abnehmen waren. Nahm ich mittags die Hauptmahlzeit zu mir und aß am Abend relativ früh eine etwas leichtere Kost, spürte ich am nächsten Morgen sofort einen positiven Effekt. Mein Körper hatte entsprechend nachts keine großartige Verdauung zu bewältigen und konnte sich voll und ganz auf die Regenerierung der Zellen sowie die Fettverbrennung konzentrieren. Es waren also wirklich mehrere Aspekte, die meine effektive Gewichtsabnahme bewirkten. Besonders wichtig war es mir jedoch, nicht einfach nur Körpergewicht – wozu ja auch der Wasseranteil des Körpers sowie die Muskelmasse zählen – zu verlieren, sondern gezielt überschüssiges Fett.

Ein meiner Meinung nach ganz wichtiger Punkt beim Verbrennen von Fett ist der Aspekt der Giftstoffe. Ich spürte auch damals, während ich die ersten Kilos verlor, klassische Entgiftungserscheinungen wie Müdigkeit und manchmal Kopfschmerzen. Mit dem Verbrennen der Fettzellen wurden auch eingelagerte Giftstoffe frei. Genau wie bei einer Fastenkur benötigte mein Körper auch in dieser Zeit jede Menge Wasser.

Um gezielt unerwünschtes Fett zu verbrennen, war es unerlässlich, die Körperregionen zu trainieren, an denen sich die kleinen Pölsterchen tummelten. Kurz gesagt: Bauch, Beine, Po! Der Bereich um den Bauch herum war mir besonders wichtig, da ich an die überschüssigen Fettzellen der Organe wollte, auf die mich mein Fitnesstrainer im Allgemeinen aufmerksam machte. Im Gegensatz zu Po und Oberschenkeln tummeln sich in der Bauchregion lebenswichtige Organe wie Leber, Nieren, Darm und Co.

Da ich Jogging und reines Gerätetraining ein wenig langweilig finde, obwohl es natürlich effektive Sportarten sind, entschied ich mich für eine Kombination aus Gerätetraining, Zumba und Aerobic – die Dauerbewegung zur Musik war für mich perfekt! Aufgrund der Tatsache, dass ich mich leidenschaftlich gern in Dinge hineinsteigere, übertrieb ich es auch hier in den ersten Monaten mit meiner sportlichen Motivation. Unter zwei Stunden Sport am Stück ging nach einer gewissen Zeit gar nichts mehr, und das vier- bis fünfmal die Woche. Heute frage ich mich, wie ich das neben meinen alltäglichen Pflichten überhaupt geschafft habe, aber mein Körper wollte es so. Wahrscheinlich dachte er sich: Endlich darf ich mich wieder austoben, dann aber jetzt auch richtig. Ich hatte natürlich auch nichts dagegen, denn die Pfunde purzelten nur so und die Muskeln formten sich wieder, sodass ich etwa ein halbes Jahr später tatsächlich meine Wunschfigur erreicht hatte – und das auch noch mit einer Menge Freude während des gesamten Prozesses. Letztendlich sind sowohl die Motivation als auch der Spaßfaktor die Schlüssel. Ich hatte Sportarten gefunden, die mir wirklich Spaß machten, und dieser Tatsache habe ich meinen schnellen Erfolg zu verdanken. Mein Schweinehund hatte kein Wort mehr zu sagen. Ich fühlte mich von innen heraus wohl und freute mich auf jede neue Trainingseinheit, statt sie als anstrengend zu empfinden. Und das Schönste daran war: Ich hatte wieder ein Stück weit mehr zu mir selbst gefunden.

Aber wieso hatte es nicht schon früher geklappt, dem Sport wieder eine wichtige Rolle im alltäglichen Leben zu geben? Allein die Tatsache, abnehmen zu wollen, war es nicht, denn diese Ambitionen hatte ich auch schon zuvor immer mal wieder gehabt. Seit meinem zwanzigsten Lebensjahr schwankte mein Gewicht, ohne dass ich das bewusst steuerte – mal ein paar Kilos mehr, dann wieder ein paar Kilos weniger. Von außen kam die Motivation auch nicht, da es niemanden gab, der mir meine paar zusätzlichen Kilos vorhielt. Es war wohl ein Bewusstseinswandel, der diesen Prozess in Gang setzte. Durch meine Auseinandersetzung mit den Themen Ernährung und Gesundheit war es die logische Konsequenz, auch auf der sportlichen Ebene noch aktiver zu werden.

Oft sehe ich junge oder ältere Frauen, die zum ersten Mal in einen Kurs kommen, mit dem Ziel, jetzt so richtig durchzustarten. Die Motivation steht ihnen geradezu ins Gesicht geschrieben. Dann merken sie nach einigen Minuten, dass sie das Tempo nicht halten und erst recht nicht den vorgegebenen Schritten oder Übungen folgen können wie die anderen. Und von da an wurden sie nie wieder gesehen. Das ist natürlich schade. Denn davon, dass man nicht gleich zu Beginn sportliche Glanzleistungen hinlegt, ist auszugehen. Ich unterhielt mich mit einer Bekannten, der es ebenso ergangen war, darüber. Sie erklärte mir: »Du, ich seh einfach keinen Sinn drin, weiterhin zu einem Kurs zu gehen, wenn ich das Gefühl hab, Jahre zu brauchen, um das Level der anderen zu erreichen. Ich komme mir ehrlich gesagt blöd vor, ständig aus der Reihe zu tanzen. Das ist total peinlich. Das tue ich mir nicht an.«

Ich spürte komplette Resignation ihrerseits und die anfängliche Motivation, die sie überhaupt erst in den Sportkurs getrieben hatte, war komplett untergetaucht. Dieses Phänomen ist mit Sicherheit oft ein Grund, gar nicht erst sportlich aktiv zu werden. In meinen ersten Zumba-Stunden sah ich auch nicht wie eine Primaballerina aus. Ich erinnere mich sehr wohl daran, mich in der letzten Reihe versteckt zu haben, da ich die Schritte nicht kapierte und immer genau den falschen Arm und das falsche Bein in die Luft streckte. Manchmal rammte ich auch meine Nachbarin, weil ich mich in die falsche Richtung bewegte. Dabei sah das so toll aus, wie sich die anderen bewegten, und es schien ihnen Spaß zu machen. Die hatten das ja alle irgendwann mal gelernt und ich wollte das auch. Nach etwa sechs Wochen hatte ich den Knoten zum Platzen gebracht und konnte mich getrost von der letzten in die zweite Reihe stellen.

Wenn man sich schon im Voraus bewusst macht, dass jeder Anfang schwer ist und gerade zu Anfang Durchhaltevermögen nötig ist, auch wenn alles überhaupt nicht so läuft, wie man es will, kann man auch diese anfängliche Phase überwinden. Danach hat der Besuch im Sportstudio nichts mehr mit Überwindung zu tun. Auch die Annahme, dass es Jahre braucht, um eine Sportart zu erlernen, halte ich für völligen Quatsch. Wo bleibt denn da das Selbstvertrauen in die eigene Lernfähigkeit? Mit Sicherheit gibt es mehr und weniger sportlich veranlagte Menschen und Taktgefühl spielt in Fitnesskursen mit Musik auch eine Rolle. Aber selbst wenn man nach zwei Jahren noch gegen den Takt vor sich hin hüpft, ist das doch eigentlich vollkommen egal. Hauptsache, es macht Spaß und man beschneidet sich nicht selbst in seinem Recht auf sportliche Betätigung.

Das richtige Maß musste ich nach meinem sportlichen Totalausbruch natürlich erst einmal für mich finden. Es war völlig realitätsfern, dauerhaft fünfmal die Woche zwei Stunden Sport zu treiben. Zum einen war das auf Dauer ein Einschnitt in mein Privatleben, wenn ich meine Abende im Fitnessstudio verbrachte, und zum anderen tat ich meinem Körper damit sicher auch keinen Gefallen. Ich war ja kein Leistungssportler. Sport tut zwar gut, ist aber immer auch momentweise eine Belastung für den Körper. Es wäre nicht gerade schlau gewesen, nachdem ich meinen Körper durch die Ernährungsumstellung entlastet hatte, ihn dann wieder mit zu viel Sport zu belasten.

Mittlerweile hängt mein Wohlbefinden eng mit dem Faktor Bewegung zusammen. Auch wenn ich es nicht mehr so übertreibe wie damals, ist Sport aus meinem Alltag nicht mehr wegzudenken. Durch Bewegung werde ich nicht nur Fett und Giftstoffe los, sondern auch Sorgen und negative Gedanken. Sei es beim Aerobic, Yoga oder Fahrradfahren.

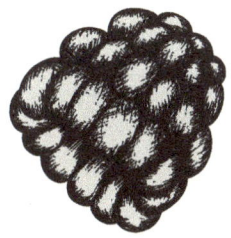 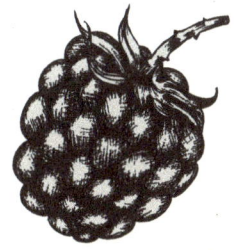

KAPITEL 10

KLASSISCHE MEDIZIN, ALTERNATIVMEDIZIN ODER PSYCHOTHERAPIE?

Auf der Suche nach echter Heilung

Wer auf bestimmte Nahrungsmittel körperlich reagiert, egal ob leicht oder schwerwiegend, kommt zwangsläufig zu der Frage nach dem Warum. Ich fragte mich: Warum vertrage ich so viele Lebensmittel nicht? Worin liegt die Ursache, der Ursprung des ganzen Dramas? Und weshalb vertragen die anderen diese Lebensmittel ohne Probleme?

Selbst wenn die Nahrungsmittel, auf die ich verzichten musste, zu den als eher ungesund betitelten gehörten, erschien es mir doch übertrieben, dass mir so viele Produkte nicht gut bekamen. Da musste doch mehr dahinterstecken. Heute weiß ich: Nahrungsmittelintoleranzen kommen nicht von ungefähr. Sie können, wie in meinem Fall, auf körperliche Disharmonien und geschwächte Organe zurückzuführen sein und genau diese körperlichen Schwächen haben auch wiederum eine bestimmte Ursache. Meine zahlreichen Besuche bei diversen Ärzten im schulmedizinischen

Bereich sollten mir zwar das Gegenteil beweisen, aber letztendlich konnten sie das nicht.

Das mit der Schulmedizin ist so eine Sache. Sie ist die Form der medizinischen Unterstützung, die wir von klein auf kennen. Durch die Pflichtversicherung in den gesetzlichen Krankenkassen werden wir automatisch zu den Schulmedizinern geleitet, da bislang nur die Kosten für solche Behandlungen übernommen werden. Behandlungen beim Heilpraktiker sind dagegen eher eine Leistung, die man sich zwischendurch mal gönnt oder aus einer Not heraus in Anspruch nimmt, wenn die Schulmedizin nicht mehr weiterhelfen kann.

Schulmedizin ist hoch anerkannt in unserer Gesellschaft und wir vertrauen blind darauf. Aber warum eigentlich? Wieso sollte ausgerechnet die Sichtweise der westlichen Schulmedizin die einzig richtige sein und nicht die Traditionelle Chinesische Medizin oder die Ayurvedische Heilkunde? Mir konnte die westliche Medizin leider so gar nicht helfen in Bezug auf meine diversen Unverträglichkeiten, aus Sicht der Schulmedizin existierten sie ja nicht einmal in meinem Fall. Ich rannte jahrelang von Arzt zu Arzt, ließ Blut abnehmen, Magen- oder Darmspiegelungen machen, Ultraschalluntersuchungen vornehmen und vieles mehr. Immer mit dem gleichen Ergebnis: Ich war aus schulmedizinischer Sicht kerngesund. Das Schlimmste aber war, dass ich jedes Mal dachte, ich hätte einen Vollknall. Ich verließ die Arztpraxen immer mit dem Gefühl, selbst nicht mehr alle Tassen im Schrank zu haben und mir das alles nur einzubilden. Ich war oft geneigt, meiner eigenen Wahrnehmung zu misstrauen, denn die Experten mussten es ja wissen. Ich steckte jahrelang in diesem Kopf-Bauch-Konflikt und wusste nicht, welcher Instanz ich nun vertrauen sollte: dem Kopf, der einer anerkannten Wissenschaft vertrauen wollte, oder dem Bauch, der mir signalisierte, dass hier irgendetwas nicht stimmte.

Mein endgültiger Aha-Moment ereignete sich nach einem weiteren Besuch beim Schulmediziner. Ich kam mit einer harmlosen Grippe in die Praxis, weil ich eine Krankmeldung brauchte. Dieser Arzt erklärte mir, es handele sich um einen Grippevirus. Im gleichen Atemzug bot er mir an, ein Antibiotikum zu verschreiben. Ich verneinte dankend und verließ die Praxis. Auf dem Heimweg fragte ich mich, wie dieser Arzt darauf kam, selbst diagnostizierte Viren mit einem Antibiotikum, also einem Mittel gegen Bakterien, bekämpfen zu wollen. Das erschien mir unlogisch, da ich bereits im Biologieunterricht gelernt hatte, dass zwischen Viren und Bakterien ein Unterschied bestand. Als mir klar wurde, dass hier irgendwas nicht stimmte, begriff ich, dass es für mich keinen Sinn mehr machte, einfach blind jedem Experten zu vertrauen, nur weil ich das von klein auf so gewohnt war. Die schulmedizinische Herangehensweise muss eben nicht die einzig wahre sein. Zumindest für mich war sie das ab einem bestimmten Zeitpunkt nicht mehr. Wie sollte sie das auch sein, wenn sie mir einfach nicht weiterhelfen konnte, egal wie ich mich drehte und wendete. Dass die klassische Schulmedizin große Leistungen vollbringt, indem beispielsweise die Chirurgie Leben retten kann, ist unumstritten. Doch wenn es, wie in meinem Fall, um schwer greifbare Beschwerden geht, stellt sich durchaus die Frage, wie erfolgreich die Behandlungen der westlichen Medizin wirklich sind.

Generell stellt es meiner Meinung nach auch ein großes Problem dar, dass so wenig Zeit für die Patienten im Behandlungsraum zur Verfügung steht. Meine Besuche bei klassischen Schulmedizinern sahen meist so aus, dass eine kurze Klärung der Beschwerden stattfand, eventuell noch ein Fragebogen ausgefüllt wurde und dann direkt mit den Untersuchungen begonnen wurde. Mit dem Ziel, schnellstmöglich ein passendes Medikament zu finden. Dieses Medikament sollte dann die Symptome lindern, bis das nächste Wehwehchen auftauchte. Die Ursachenforschung kam dabei viel zu kurz.

Durch meine vielen Besuche bei diversen alternativen Heil-
kundlern begriff ich, dass mein Beschwerdebild eine Ursache
hatte und nur das Ansetzen an der Quelle echte Heilung bewirken
konnte. Und solange ich diese nicht gefunden hätte, würde ich wie
eine Bekloppte umherirren und mich schön im Kreis drehen.

Ein Erlebnis auf Bali bewies mir, dass alternativmedizinische
Ansätze ihre Berechtigung haben. Ich tourte damals zwei Monate
lang mit einem Rucksack von etwa 18 Kilogramm auf den Schultern
durch Südostasien. Nachdem ich bereits vier Wochen umhergereist
war und jede Nacht in einfachen Hostels auf den durchgelegensten
Matratzen, die mir jemals untergekommen waren, verbracht hatte,
konnte ich eines Abends meinen Rücken vor Schmerzen kaum
noch gerade halten. Zusätzlich spürte ich meinen rechten Oberschenkel nicht mehr, er war einfach taub. So etwas hatte ich noch
nie zuvor erlebt. Ich wurde panisch und bombardierte meinen
damaligen Freund und Reisepartner mit Begriffen wie Schlaganfall
und Bandscheibenvorfall. Mir war klar, an diesem Abend würde
ich kein Krankenhaus mehr sehen. Wir befanden uns mitten in der
Pampa von Bali und würden kein Taxi mehr finden. Also fuhren
wir am nächsten Morgen auf unserem gemieteten Roller in die
Stadt. Kaum im Krankenhaus angekommen, verflog meine Panik.
Ich sah Menschen in weißen Kitteln und es roch nach Desinfekti-
onsmitteln, ich fühlte mich wie in Europa. Die Ärztin untersuchte
mich und ließ mit dem Verdacht auf einen Bandscheibenvorfall ein
MRT von meiner Wirbelsäule erstellen. Nur waren – wie so oft bei
meinen medizinischen Untersuchungen, mich wunderte gar nichts
mehr – keine Auffälligkeiten zu erkennen. Sie gab mir eine Handvoll Schmerztabletten mit und entließ mich mit der Empfehlung,
mich nach meiner Heimkehr in Deutschland von einem Spezialisten untersuchen zu lassen.

Frustriert verließen wir das Krankenhaus und kehrten zurück
in unser Hostel. Der Hostelbesitzer erkundigte sich nach meinem

Zustand und steckte mir einen Zettel mit der Adresse eines balinesischen Heilers zu, mit der Aussage, dieser Mensch könne mich behandeln. Ich hatte nun die Wahl: Entweder ich würde in einem fremden Land zu einem mysteriösen Heiler gehen und ihm vertrauen oder ich würde an der Schulmedizin festhalten und die Schmerzen so lange mit Tabletten betäuben, bis ich wieder in Deutschland war.

Ich musste nicht lange überlegen und wir machten uns auf den Weg. Nachdem wir von unserem Taxifahrer in einer recht ärmlichen Gegend abgesetzt worden waren und im Praxisraum des Heilers standen, wurde mir etwas mulmig zumute. Es war dunkel und die Luft voller Staub. Exotische Klänge kamen aus einer Musikanlage und die Behandlungsliege aus dunklem Holz erinnerte mich stark an eine mittelalterliche Folterbank. Ich fühlte mich wie in einem Film und malte mir aus, dass gleich ein schlimmer Voodoozauber über mich verhängt würde.

Der Heiler, ein älterer Einheimischer, bat mich, mich mit dem Rücken nach oben auf die merkwürdige Holzbank zu legen. Ich atmete tief durch und beschloss, meine Gedanken auszuschalten und mich der Situation einfach hinzugeben. Jetzt war es eh schon zu spät für eine Flucht. Der Mann tastete meinen Rücken ab, bewegte anschließend einige Male das Holzgestell unter mir und bat mich, zu bestimmten Zeitpunkten ein- beziehungsweise auszuatmen – und schon krachte es mehrmals in meinem unteren Rückenbereich.

Als ich mich wieder aufrichtete, war der Schmerz im Rücken verschwunden und in meinem Oberschenkel machte sich ein lebendiges Kribbeln breit. Dieser Mann hatte es tatsächlich geschafft, mir innerhalb von kürzester Zeit zu helfen. Er erklärte mir, dass er einen eingeklemmten Nerv im unteren Rücken ertastet und diesen dann einfach befreit hatte. Ich dankte ihm tausendfach mit einem strahlenden Lächeln, zahlte meinen – im Vergleich zu dem, was mich das MRT im Krankenhaus gekostet hatte – fast lächerlich wirkenden Rechnungsbetrag mit einem ordentlichen Trinkgeld obendrauf und machte mich auf, meinen Urlaub weiter zu genießen.

Dieses Erlebnis beeindruckte mich sehr. Dort, wo technische Geräte und hochqualifizierte Ärzte versagten, hatte ein bescheidener Heiler – mit seinem Tastsinn, seiner Nähe zum Menschen und seiner langjährigen Erfahrung – mein Problem erkannt und innerhalb von Sekunden gelöst. Seitdem stellte sich mir nie wieder die Frage, ob Alternativmedizin eine Option für mich war. Sie war mehr als das. Sie war das, was mich in meinem Fall weiterbringen konnte.

Ich erinnere mich noch gut an einen meiner ersten Termine beim Heilpraktiker. Dieser nahm sich für die Erstanamnese geschlagene zwei Stunden Zeit. Ich war völlig baff. Er fragte mich nicht nur nach meinen körperlichen Beschwerden, sondern auch nach meiner genetischen Veranlagung, nach eventuellen Stressfaktoren oder Traumata und meinen Essgewohnheiten. Er betrachtete die Gesamtsituation des Menschen. Ich fühlte mich das erste Mal in einem Praxisraum so richtig verstanden und bekam mehr Klarheit über die möglichen Zusammenhänge meiner Beschwerden.

Vorbereitung auf den Besuch beim Arzt oder Heilpraktiker

Ob beim Schulmediziner oder Heilpraktiker – folgende Fragen können der gedanklichen oder schriftlichen Vorbereitung dienen und so im Gespräch mit dem Experten hilfreich sein.

Welche körperlichen und seelischen Beschwerden habe ich eigentlich genau?

Hier lohnt es sich, egal welches Symptom im Vordergrund steht, wirklich alles aufzuschreiben – von Hautjucken über schlechte Sehkraft bis hin zu unangenehmen Emotionen oder Gedanken, die öfter mal auftreten.

In welchen Situationen werden meine Beschwerden schlimmer?

Dazu zählen zum Beispiel der Konsum von bestimmten Lebensmitteln sowie emotionale Zustände.

Seit wann genau habe ich diese Beschwerden? Wann traten die Beschwerden zum ersten Mal auf?

Auch wenn es schwerfällt, ist eine zeitliche Eingrenzung hilfreich, vielleicht gibt es einen bestimmten Auslöser für das persönliche Leiden.

Was könnte die Ursache meiner Beschwerden sein?

Das ist natürlich eine schwierige Frage, die sich meist gar nicht so leicht und schnell beantworten lässt. Aber ein Reflektieren darüber kann schon mal die Richtung bestimmen, in die es gehen könnte.

Was erhoffe ich mir von der Beratung oder Behandlung?

Hier geht es nicht darum, sich die Rettung durch den Arzt oder Heilpraktiker zu wünschen. Vielmehr ist es sinnvoll, den Experten als Helfer zu betrachten. Sich vorher klar zu machen, was man von dem Gespräch oder der

Behandlung erwartet, hilft dabei, eben genau das seinem
Gegenüber zu vermitteln. So kann der Fachmann, sofern es
ihm möglich ist, auf die Wünsche und Erwartungen einge-
hen und die Behandlung möglichst effektiv verlaufen.

Auch wenn ich sehr begeistert von der alternativmedizinischen Hernagehensweise war und sie mich immer wieder ein Stück weiterbrachte, erlebte ich auch in diesem Bereich die ein oder andere Enttäuschung.

Ich wollte es unter anderem mit Akupunktur versuchen, die bereits seit den Neunzigern in vieler Munde war. Wenn diese Methode bereits einige Menschen von ihrem Leid befreit hatte, wieso sollte sie dann nicht auch mich heilen können? Glücklicherweise fand ich auch prompt eine Heilpraktikerin, die Akupunktur anbot. Nachdem ich ihr mein Beschwerdebild erläutert hatte, versprach sie, mir helfen zu können. »Akupunktur ist eine Heilmethode aus der Traditionellen Chinesischen Medizin. Diese geht davon aus, dass verschiedene Meridiane durch den Körper verlaufen, durch die unsere Lebensenergie, das sogenannte Qi, fließt. Diese Energielaufbahnen sind direkt mit den Organen verbunden und versorgen sie mit der benötigten Lebenskraft. Sind gewisse Stellen an den Meridianen blockiert, kann auch das Qi nicht mehr ungehindert durch die entsprechenden Organe fließen und es kommt zu Beschwerden. Und genau dort setzt die Akupunkturmethode an. Durch das Aktivieren von Punkten, die direkt an den Meridianen sitzen, können Blockaden gelöst werden«, erklärte mir die Heilpraktikerin.

Wow, das klang wirklich vielversprechend. Die Voraussetzung musste aber logischerweise sein, dass die Punkte auch wirklich getroffen würden. Ich ließ damals mehrere Behandlungen im Abstand von jeweils einer Woche durchführen – doch leider erfolglos. Auch wenn ich mir sicher bin, dass eine Akupunktur-Behandlung effektvoll sein kann, wie mir Erfahrungen anderer zeigten, schien sie in meinem konkreten Fall nicht sonderlich viel zu bewirken.

Für mich ging die Reise also weiter. Einige Monate nach meiner gescheiterten Akupunkturbehandlung landete ich bei einer Heilpraktikerin, die anhand einer Iris-Diagnose meine Schwachstellen im Körper ermittelte – und sie lag richtig mit ihren Feststellungen. Nachdem sie meinen Augapfel ins Visier genommen hatte, folgte neben Gesprächen über mein Leben und belastende Störfaktoren eine sogenannte Eigenblutbehandlung. Dabei wurde mir Blut entnommen und anschließend wieder in meinen Körper gespritzt mit dem Ziel, die Leistungsfähigkeit des Immunsystems und somit der Selbstheilungskräfte zu steigern. Ich war etwas skeptisch. Würde mich das Injizieren meines eigenen Blutes von meinen Unverträglichkeiten heilen? Würde es die Ursache, die Quelle meiner Beschwerden packen und auflösen? Gleichzeitig keimte Hoffnung in mir auf, dass mein chronisches Leid bald ein Ende hätte. Doch leider führte auch diese Behandlung nicht zum gewünschten Ergebnis.

In einem weiteren Versuch besuchte ich eine Ärztin, die gleichzeitig Homöopathin war und mir erzählte, es sei theoretisch möglich, mein Problem nur mit der Einnahme von Globuli zu lösen. Das hörte sich zwar super an, schien mir aber sehr unrealistisch. Sie bekräftigte, dass das bei einigen Patienten bereits zum Erfolg geführt hatte, und wieder keimte Hoffnung in mir auf. Die Herausforderung sei, so sagte sie, das passende homöopathische Mittel zu finden. Nach einer ausgiebigen Anamnese mit körperlicher Untersuchung drückte sie mir ein einzelnes Kügelchen in die Hand, sodass ich es vor Ort einnehmen konnte. Ich war gespannt. In den nächsten Tagen und Wochen beobachtete ich meinen Körper und seine Reaktionen auf diverse Lebensmittel besonders genau, aber nichts hatte sich verändert.

Es folgten weitere Besuche bei Heilpraktikern, die unter anderem zur Einnahme präparierter Darmbakterien und diverser Bachblüten rieten. Teilweise verliefen die Behandlungen erfolgreicher und meine Beschwerden wurden geringer, aber jedes Mal kamen sie nach einer gewissen Zeit zuverlässig zu mir zurück: Bauchkrämpfe, Schwindel, der aufgeblasene Bauch, Hautprobleme und das extreme Müdigkeitsgefühl. Egal, wessen Hilfe ich in Anspruch nahm, es wurde langfristig nicht besser. All die Besuche und Behandlungen brachten mich immer ein Stück weiter, indem ich immer mehr über die Zusammenhänge in meinem Körper erfuhr und jede Menge toller Tipps bekam, doch die Ursache meiner Unverträglichkeiten wurde nicht aufgelöst. Das Thema Psyche kam zwar in mehreren alternativmedizinischen Situngen auf, aber es lag in meiner Verantwortung, dies nun gezielt anzugehen.

Die Hoffnung, dass eine Behandlung mich komplett »heilen« würde, trug ich ja nun schon seit Jahren mit mir herum, und ich hatte das Gefühl, bald wahnsinnig zu werden. Auf die Phasen diverser Behandlungsversuche folgten immer wieder Phasen der Resignation, bis ich einige Monate später von einer neuen vielversprechend klingenden Methode hörte, chronische Leiden zu heilen. Sicherlich existierten Behandlungsmethoden, die Erfolge liefern konnten, aber mir wurde allmählich klar, dass es in meinem Fall eben nicht so war. Es war anscheinend naiv gewesen zu glauben, eine äußere Behandlung könne mich komplett gesunden. Das, was meine chronischen Beschwerden verursachte, war etwas in meinem Inneren, das sich immer wieder nach außen kämpfte und in Form von diversen Symptomen auf körperlicher Ebene sichtbar wurde. Bestimmte Nahrungsmittel dienten als massive Verstärker.

Erwarten wir nicht zu viel, wenn wir möchten, dass ein Arzt, Heilpraktiker oder anderer Experte uns »gesund macht«? Dienen diese Menschen nicht vielmehr der Unterstützung und Wegweisung? Die Verantwortung für unser Wohlbefinden können nur wir selbst übernehmen und genau das sollten wir tun. Wir sind gefordert, uns selbst Gedanken zu machen und die Besuche bei Experten als sinnvolle Unterstützung zu betrachten, von der wir profitieren können.

Ich gewann immer mehr die Überzeugung, dass Emotionen – ebenso wie Gedanken – eine große Rolle spielten. Wie soll der Körper optimal funktionieren, wenn emotional totales Chaos herrscht? Man kennt Appetitlosigkeit bei Trauer, Hitzewallungen bei einem Gefühl von Scham oder eine körperliche Schockstarre als Reaktion auf Angst. Diese Beispiele stellen den Zusammenhang zwischen Psyche und Körper im Kleinen ganz gut dar. Emotionen lösen eine direkte körperliche Reaktion aus.

Betrachtet man Nahrungsmittelunverträglichkeiten infolge eines geschwächten Verdauungsapparats, lässt sich kein offensichtlicher Zusammenhang zu bestimmten Emotionen herstellen. Da muss man schon etwas tiefer graben. Bei meinen chronischen Beschwerden musste ich auch chronische innere Themen ins Auge fassen. Anders gesagt: versteckte Emotionen. Emotionen, die entweder gar nicht wahrnehmbar sind, oder solche, die einem normal vorkommen, zur eigenen Persönlichkeit gehörend, da man sie seit Jahren mit sich herumträgt. Man hat sich zwar damit arrangiert und kommt klar, aber der Körper spielt irgendwie nicht richtig mit.

Somit hatte ich wieder die Wahl. Ich konnte das Tor zu meinem Inneren geschlossen lassen – aus Angst vor dem, was mich dort erwarten würde – und mich weiter an meine strengen Ernährungsgrundsätze halten, dürfte mir aber auch kaum Ausrutscher erlauben, da die Beschwerden dann sofort zurückkämen. Und ich befürchtete, dass im Laufe der Jahre weitere Beschwerden hinzukommen könnten. Oder ich würde meinen inneren Konflikt, welcher auch immer das war, lösen und meine für mich herausgepickten Ernährungsgewohnheiten im Alltag beibehalten – aus der Überzeugung heraus, dass sie in jedem Fall gut für mich waren –, mir aber ohne Sorge auch mal Sünden erlauben können, so meine Hoffnung.

Ich entschied mich für die zweite Variante. Nach dem langen Weg, den ich bereits hinter mich gebracht hatte, war ich noch nicht bereit, das Handtuch zu werfen. Weitere Behandlungen bei diversen Ärzten oder Heilpraktikern ergaben offensichtlich keinen Sinn für mich, solange ich die Ursache nicht selbst am Schopfe gepackt hatte, das hatte ich kapiert. Also vereinbarte ich einen Termin beim Psychotherapeuten.

Nach den ersten fünf Sitzungen fragte ich mich, ob ich in naher Zukunft eventuell in einer Irrenanstalt landen würde und wie wohl der Aufenthalt dort sein müsste. Der Therapeut hatte Vollgas gegeben und mich mit der Nase bereits in den ersten Sitzungen auf diverse psychische »Problemchen« gestoßen. Entweder wollte er mich loswerden oder es war Teil der Therapie – ein geheimer Plan des Psychologen. Großartig, da hatte ich ja schon wieder einen Haufen Arbeit vor mir. Zu Anfang hatte ich einiges zu verdauen, ich hatte das Gefühl, in jeder Sitzung öffnete sich eine neue Tür zu einem weiteren ungelösten Konflikt. Aber ich gab Vollgas und bemühte mich, die Sitzungen ernst zu nehmen und so viel daraus zu ziehen wie möglich.

Mit der Zeit begann die Therapie mir richtig Spaß zu machen. Ich überlegte mir immer schon im Voraus, worüber ich gern sprechen wollte, und empfand es als extrem spannend, die Mysterien meines Innenlebens zu entschlüsseln – auch wenn es manchmal eine echte emotionale Herausforderung war. Ich sah die Sitzungen bald nicht mehr als Therapie an, sondern als einen geistreichen Austausch mit einem Fachmann und meiner Psyche als Gesprächsthema. Nach und nach löste ich mithilfe des Therapeuten – und ich hatte Glück mit ihm, ich bin mir sicher, es hätte nicht mit jedem funktioniert – meine »Themen« weitestgehend auf und fühlte mich immer leichter.

Auch auf körperlicher Ebene spürte ich die Veränderungen. Ich wurde irgendwie lockerer, als hätten sich langjährige Verkrampfungen gelöst, und fühlte mich stärker und robuster. Als ich mich nach drei Jahren wirklich frei und entspannt fühlte, sowohl körperlich als auch emotional, beschloss ich, die Therapie zu beenden. Ich hatte nun vorerst genug an mir gearbeitet und wusste, alles, was in Zukunft auf mich zukäme, würde ich allein meistern. Ab sofort würde es für mich nicht mehr darum gehen, mein ganzheitliches Wohlbefinden herbeizuführen, sondern vielmehr darum, es aufrechtzuerhalten.

Das Öffnen der Tür zu den Tiefen der eigenen Psyche macht vielen Menschen Angst. Man weiß ja gar nicht genau, was einen dort alles erwartet. Was ist, wenn negativ empfundene Gefühle wie Schuld, Wut oder Schmerz hochkommen? Was ist, wenn man die Tür, sobald sie einmal geöffnet wurde, nicht mehr schließen kann? Es gehört eine Menge Mut dazu, sich da heranzuwagen. Doch angenommen, wir tun das nicht. Angenommen, wir weigern uns, ungelöste Konflikte zu bewältigen, alte unangenehme Emotionen hervorzukramen und diese schließlich loszulassen – was passiert dann? Nichts löst sich einfach so in Luft auf. Auch wenn wir die Dinge, die in uns sind, nicht anschauen, sind sie trotzdem existent. Sie arbeiten in uns, vielleicht sogar ohne dass wir das bemerken. Und ich bin der festen Überzeugung, sie wollen an die Oberfläche und machen sich letztendlich in irgendeiner unangenehmen Art und Weise bemerkbar, sei es in Form von körperlichen Symptomen oder Schwächen oder in klassischer Form, der Depression.

Es lohnt sich immer, nach innen zu schauen. Egal, was einen dort erwartet, alles lässt sich irgendwie bewältigen. Ich versuchte damals, meine Konflikte nicht als Feind zu betrachten, sondern als Möglichkeit zu positiver Veränderung. Ungeklärtes, das ich aufgelöst habe, hat nicht nur meine körperliche Stärke gefördert, indem mein Verdauungstrakt mit der Zeit einfach stabiler wurde und ich nicht mehr so extrem auf die Nahrungsmittel reagierte, wenn ich mal »sündigte«, sondern in abgeschwächter Form. Es hat mir auch das Leben im Alltag um einiges vereinfacht. Ich neigte beispielsweise stark zu Perfektionismus. Früher machte es mich fertig, wenn ich eine Sache nicht perfekt ausgeführt hatte. Wenn mir beim Backen eine Torte in meinen Augen misslungen war, backte ich sie ein zweites und manchmal sogar ein drittes Mal, bis sie mir annähernd perfekt in Optik, Geschmack und Konsistenz erschien. Etwas Unperfektes machte mich innerlich wahnsinnig und fühlte sich fast schon wertlos für mich an. Das hat mich natürlich unheimlich viel Kraft gekostet und durchaus im Alltag beeinträchtigt. Ich hatte damals, in dieser Hinsicht, nicht mehr alle Tassen im Schrank. Als ich die Ursache meines Drangs nach Perfektion dann aber erkannt und mich damit auseinandergesetzt hatte, verschwand das Gefühl der Wertlosigkeit, wenn mal etwas nicht so gut gelungen war. Heute sehe ich meine perfektionistische Ader als eine positive Eigenschaft und setze sie sinnvoll ein. Ich liebe es, bestens organisiert zu sein, wenn ich Reisen oder Ausflüge plane. Das geht heute auch ohne Zwang und inneres Drama, falls mal was in die Hose geht.

Mit einer positiven Haltung lässt sich manch vermeintliche Schwäche in eine nützliche Stärke verwandeln. Der Blick auf die inneren Themen – mit oder ohne therapeutische Hilfe – kann immer auch als Gewinn betrachtet werden.

Das Thema Psyche sollte meiner Meinung nach einfach etwas lockerer betrachtet werden. Denn wer hat nicht zumindest eine kleine Macke? Ein kleiner Knacks erscheint auch fast normal, wenn man schon ein paar Jahre auf der Welt ist und man davon ausgeht, dass kein Leben nur im Sonnenschein verläuft.

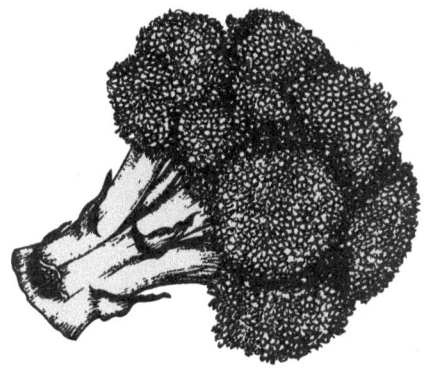

KAPITEL 11

ALLES IM EINKLANG, BITTE!
Ayurveda-Kur statt All-inclusive-Urlaub

Die Philosophie des Ayurveda hatte mich schon immer interessiert. Auch wollte ich die ayurvedische Ernährungslehre genauer kennenlernen. Doch die Suche nach einem erfahrenen Spezialisten im regionalen Umkreis gestaltete sich sehr schwierig, weshalb ich beschloss, zu einer der Quellen des Ayurveda zu reisen und diese vielversprechende Heilkunst vor Ort kennenzulernen. Ich entschied mich für einen zweieinhalbwöchigen Aufenthalt in einem kleinen Resort im Süden Sri Lankas. Bei den ayurvedischen Kuren gibt es große Unterschiede in der Durchführung. Die Kur in einer echten Ayurveda-Klinik dient der effektiven Behandlung von Krankheiten, während viele Resorts meist weniger strenge Kuren zur Verjüngung, Erholung und Entspannung anbieten. Auch wenn mein Urlaub eigentlich viel zu kurz für eine authentische Panchakarma-Kur war, wollte ich dennoch einen Einblick in die Welt des Ayurveda bekommen. Meine Hausaufgaben hatte ich gemacht, indem ich bereits viel darüber gelesen hatte. Ayurveda bedeutet so viel wie das »Wissen vom Leben«. Diese Heilkunst ist vielmehr eine Lebensphilosophie, da sie den Menschen im Gesamten sowie in Verbindung mit allem, was ihn umgibt, betrachtet. Dabei geht es nicht nur um Wellness und spezielle Ernährungsrichtlinien, sondern um ein bestimmtes Bewusstsein in Bezug auf den eigenen Körper in Verbindung mit Geist und Seele. Diese Betrachtungsweise gefiel mir und ich war gespannt, ob Ayurveda mir dabei helfen würde, Körper, Geist und Seele in völligen Einklang zu bringen.

Nachdem ich etwa zwei Stunden vom Flughafen Colombo auf dem Rücksitz eines eher fragwürdigen Minibusses ohne Anschnallgurte durch singhalesische Landschaften und Städte getuckert war, erreichte ich mein Erholungsparadies. Das bescheidene Resort lag direkt an einem malerischen, von Kokospalmen gesäumten Traumstrand. Wow! Meine Erwartungen an dieses paradiesische Stückchen Erde wurden mehr als erfüllt. Die Luft war tropisch warm und feucht und es roch nach Erholung pur. Sobald ich meine Begrüßungskokosnuss ausgetrunken und mein Zimmer für die kommenden zweieinhalb Wochen begutachtet hatte, machte ich mich auf den Weg zur Konsultation mit dem ayurvedischen Arzt. Auch hier saß ich mal wieder im »Wartezimmer«. Zwei Gäste waren vor mir dran. Aber da ich von der tropischen Luft bereits völlig im Glücksrausch gefangen war, setzte ich mich geduldig auf die Veranda, ließ mich mit ayurvedischem Kräutertee bedienen und versuchte, trotz entspannter Atmosphäre sowie Jetlag nicht einzuschlafen. Doch so, wie ich mir das vorgestellt hatte, lief es – welch Überraschung – leider nicht. Der Doktor marschierte plötzlich mit seinem Arztköfferchen an mir vorbei Richtung Ausgang und verschwand. Innerlich fing es in mir an zu brodeln. Wenn ich morgen früh nicht meinen Behandlungsplan bekäme, würde mir ein gesamter Kurtag fehlen. Doch die Sorge schien umsonst. Anstelle des Arztes bat mich nun eine junge, sympathische Singhalesin ins Sprechzimmer. Sie empfing mich so freundlich, dass meine Wut verpuffte, und erklärte mir, sie sei die zweite Ärztin hier im Resort. Ich musste kurz schlucken. Sie sah aus, als sei sie gerade frisch von der Uni gekommen, und entsprechend konnte sie ja noch nicht wirklich viel Erfahrung gesammelt haben.

Ich hatte eigentlich auf einen alten Mann mit magischer Aura gehofft, der mir die Weisheit des Lebens erklärte. Meine Intuition warnte mich vor der Diagnose der jungen Ayurveda-Ärztin, aber mein Verstand sagte mir, dass ich mich ja auch mal vertrauensvoll in andere Hände begeben müsse. Und was sollte beim Ayurveda schon groß schiefgehen? Also beantwortete ich ihre Fragen, ließ sie meinen Blutdruck und Puls messen und mich wiegen.

Am Ende der Untersuchung fragte ich sie, welcher Ayurveda-Typ ich denn nun sei und welches Dosha womöglich aus dem Gleichgewicht geraten sein könnte. Sie erklärte mir erst einmal die Basics des Ayurveda. Als Dosha bezeichnen die ayurvedischen Ärzte ein Regulationssystem des Körpers. Sie unterscheiden dabei die drei Typen Vata, Pitta und Kapha, die alle bei jedem Menschen vorhanden sind – eben nur in unterschiedlicher Gewichtung. Menschen mit vorherrschendem Vata haben meist einen leichten Körperbau, frieren häufig, neigen zu Sorgen und Ängsten sowie einer unregelmäßigen Verdauung. Pitta-Typen haben meist eine mittelschwere Statur und tendieren zu Übersäuerung. Ihnen ist eher heiß als kalt und sie sind durchsetzungsstark. Der Körper des Kapha-Typs ist stabil und kräftig, er neigt zu Gewichtszunahme und ist generell eher ruhig und gesetzt. Geraten die Doshas aus dem Gleichgewicht, können aus ayurvedischer Sicht Krankheiten entstehen. Ich wurde ungeduldig, denn das wusste ich ja bereits alles aus meinen Büchern.

Die Tests, die ich in Form von Fragebögen bereits vor Monaten zu Hause gemacht hatte, hatten ergeben, ich sei ein Mischtyp mit vorherrschendem Vata und Pitta und neige zu einer leichten Vata-Störung.

Aber die junge Ärztin hier stufte mich als Pitta-Kapha-Typ ein. Sie instruierte mich genauestens und ich notierte mir – nach mehrmaligem Nachfragen, ob sie sich mit ihrer Diagnose sicher sei – in mein Notizbüchlein, zu welcher Nahrung ich am Büfett greifen konnte und welchen speziellen Kräutertee ich trinken durfte.

Ernährung im Ayurveda – ein Einblick

In der ayurvedischen Philosophie nimmt die Ernährung einen besonderen Stellenwert ein. Sie soll auf körperlicher, geistiger und emotionaler Ebene wirken und im Falle von Krankheit die Heilung unterstützen. Nahrung wird entsprechend der individuellen Konstitution des Menschen ausgewählt – dabei spielen die Doshas sowie die generelle Verdauungskraft eine wichtige Rolle. Aber auch Faktoren die Sinne betreffend, wie Geschmack, Geruch und Aussehen. Lebensphasen, Jahres- und Tageszeiten werden ebenso berücksichtigt. Besonderen Wert wird auf die Struktur und den Ursprung der Nahrung gelegt, wie auch auf die Zubereitungsart, die Menge der jeweiligen Lebensmittel sowie die Kombination miteinander.

Eine vegetarische ayurvedische Mahlzeit besteht in der Regel aus Lebensmitteln, die sechs Geschmacksrichtungen abdecken. Wie zum Beispiel ein Gericht bestehend aus: Spinat (bitter) kombiniert mit Tomaten und Limette (sauer), Steinsalz (salzig), Ingwer und Chili (scharf), Kurkuma (herb) sowie etwas Reis und Linsen (süß).

Wird diese Speise mit Verwendung von Ghee (geklärtes Butterfett) oder Kokosöl (die vegane Variante) sowie Kokosmilch zubereitet, sind alle Ansprüche an eine ausgewogene Nährstoffzufuhr erfüllt. Denn Ghee beziehungsweise Kokosöl und Kokosmilch liefern Fette. Reis

Ich staunte nicht schlecht, als ich das ayurvedische Büfett beim Abendessen sah. Allerlei Gemüsecurrys, verschiedene Reissorten, Gemüsesuppe sowie ein Obstbüfett standen für die Gäste bereit. Vor jeder Speise stand ein kleines Schild, auf dem vermerkt war, für welchen Dosha-Typ das Essen geeignet war. Nachdem ich meinen Teller mit pitta- und kaphagerechter Nahrung vollgeschaufelt hatte, setzte ich mich an meinen Tisch, den ich mir mit drei weiteren Gästen teilte. Roter Reis, Kürbiscurry, gedünstete Okraschoten, Linsen und Rote Bete in Kokosmilch schmückten meinen Teller. Voller Begeisterung machte ich mich über mein ayurvedisches Mahl her und es schmeckte wirklich fabelhaft. Das Tolle an der ayurvedischen Küche ist die Geschmacksvielfalt. Saures, Süßes, Bitteres, Scharfes, Herbes und Salziges vermischten sich in meinem Mund zu einem harmonischen Ganzen.

Zum Essen wurde heißes Wasser gereicht. Über die reinigende Wirkung von mehrmals beziehungsweise länger abgekochtem Wasser wusste ich bereits Bescheid. Man soll es mindestens 15 Minuten abkochen, da es erst nach einer gewissen Zeit seine Molekülstruktur verändert. Das warme Wasser mit der veränderten Struktur dringe wohl besser in die Zellen ein und unterstütze somit die Giftstoffausleitung. Nachdem ich einige Schlucke genommen hatte, kam der Kellner mit der Wasserkanne und goss mein Glas wieder voll. Ich beobachtete auch bei den anderen Gästen, wie in großen Mengen warmes Wasser getrunken wurde, da die Gläser permanent aufgefüllt wurden, selbst wenn sie noch zu drei Vierteln voll waren. Ich war etwas irritiert, da ich generell immer der Ansicht gewesen war, man solle zum Essen nichts oder nur wenig trinken. Das literweise Abfüllen der Gäste mit heißem Wasser während des Essens kam mir also entsprechend merkwürdig vor. Dennoch wollte ich mich ja komplett auf die Kur einlassen und trank fleißig mit. Auch die Kräutermedizin, die man mir auf den Platz gestellt hatte, schluckte ich. Die extrem salzige und erdige Flüssigkeit löste allerdings gleich einen Würgereflex in meiner Kehle aus, sodass ich noch mehr Wasser hinterherkippte. Dagegen war mein Heilerde-Drink zu Hause der reinste Hochgenuss.

Ich klinkte mich in das laufende Tischgespräch ein: »Puh, das ist ja alles andere als wohltuend. Was ist das für ein Zeug?«

Susanne, eine vierzigjährige Deutsche, erklärte mir: »Also ich bin ja schon das dritte Mal hier im Resort und das wird einem hier jeden Tag vorgesetzt. Ich empfehle dir: Augen zu und durch!«

Gitta, 63 Jahre, aus Österreich, fragte mich: »Und, warum bist du hier?«

Ich erklärte: »Ich hab schon einiges über Ayurveda gelesen, jetzt will ich es mal live erleben. Mal schauen, was ich davon mitnehmen kann. Vor allem aufs Yoga hier am Strand freu ich mich.«

Susanne ergriff das Wort: »Also wie gesagt, ich mach das mit dem Ayurveda schon 'ne Zeit lang. Und glaub mir, sobald du hier weg bist, wirst du nichts mehr davon im Alltag machen.«

»Tatsächlich? Wieso nicht?«, fragte ich verwundert.

Susanne lächelte und neigte ihren Kopf: »Im Alltag, da verfallen wir alle wieder in unsere alten Muster. Das schafft doch keiner, nach Ayurveda zu leben bei uns in Deutschland.«

Ich verstand nicht so genau, was sie mir da gerade erzählte. »Das würde ja bedeuten, man ist den äußeren Umständen im Alltag völlig ausgeliefert. Das wäre ja ganz schön traurig, wenn man nicht selbst bestimmen könnte, wie man lebt.«

Gitta klinkte sich wieder ein: »Ja, es ist wirklich schwer, im Alltag gesund zu leben. Ich hab mal versucht, abends nur noch Suppe zu essen. Aber dann bin ich doch wieder bei der bequemen Brotzeit gelandet. Dabei tun Brot, Wurst und Käse mir eigentlich so gar nicht gut. Aber was soll man machen? Deswegen fahr ich zweimal im Jahr zur Ayurveda-Kur.«

»Das ist doch aber schade. Also ich verändere schon auch immer wieder Dinge im Alltag, wenn's mein Wohlbefinden steigern kann«, antwortete ich. Beide blickten mich ungläubig an und wandten sich ihrem Curry zu.

Müde legte ich mich nach meinem ersten Kurtag schließlich ins Bett und freute mich auf eine gute Ladung Schlaf. Jedoch wurde ich am nächsten Morgen bereits um 6.15 Uhr vom Zimmerservice geweckt: »Good Morning, Miss. Ayurveda drink for you.« Die Information über den Morgen-Drink hatte ich beim Check-in wohl überhört, sodass mich das Klopfen mitten aus meinem noch vom Jetlag beeinflussten Tiefschlaf gerissen hatte. Ich fühlte mich völlig neben der Spur, hatte keine Ahnung, wo ich eigentlich gerade war, öffnete wie in Trance die Tür und nahm meine Tasse heißes Wasser mit Limette und Honig entgegen: »Thank you and good morning!«

Morgens ausschlafen war im Ayurveda tabu. Nachdem ich die Balkontür geöffnet hatte und mitten auf den in der Sonne funkelnden Indischen Ozean blickte, machte sich ein Lächeln in meinem Gesicht breit: »Guten Morgen, Ayurveda!«

Der Tagesrhythmus des Menschen orientiert sich nach ayurvedischer Sicht an gewissen Phasen, die im Zusammenhang mit den Tageszeiten stehen. Aufgestanden wird mit Sonnenaufgang, also in den Tropen so gegen sechs Uhr. Nach der morgendlichen Reinigung des Körpers kann ein leichtes Frühstück eingenommen werden. Die größte Verdauungskraft herrscht um zwölf Uhr am Mittag – daher sollte zu dieser Zeit auch die Hauptmahlzeit des Tages verzehrt werden. Das Abendessen sollte nicht zu spät stattfinden, optimalerweise zwischen 18 und 19 Uhr, und noch vor 22 Uhr ist Zeit zum Schlafengehen.

Ich nippte an meinem ayurvedischen Wasser und freute mich auf meine ersten Panchakarma-Behandlungen: eine Ölmassage sowie das Schwitzen im Kräuterofen. Die Massagen mit heißen ayurvedischen Ölen sollen vor allen Dingen den Stoffwechsel anregen und die Giftstoffe aus den verschlackten Zellen befördern. In der Kräutersauna wird dann schon mal einiges rausgeschwitzt und die Poren der Haut generell angeregt. Die restlichen Giftstoffe gelangen aus ayurvedischer Sicht in den Darm und werden dann einige Tage später in Form einer Darmreinigung abgeführt.

Im Behandlungsraum wartete bereits die mit tropischen Blumen dekorierte Liege auf mich und der Therapeut begann mit einer Gesichtsmassage. An sich eine wirklich tolle Sache, wenn er nur nicht so raue Handflächen gehabt hätte. Es fühlte sich an, als würde er mit einem Blatt Schleifpapier über mein Gesicht fahren. Auch wenn der entspannende Effekt leider ausblieb, konnte ich mir sicher sein, dass zumindest meine Poren nach dem zwanzigminütigen Gesichtspeeling gereinigt waren. Im Gegensatz dazu war die Körpermassage, glücklicherweise von zwei anderen Therapeuten übernommen, weniger aufreibend. Synchron massierten sie das heiße Kräuteröl in meine Füße, Beine, Arme und meinen Rücken ein. Man kann das gut mit dem Marinieren eines Steaks vergleichen. Das Öl mit seinen wertvollen Inhaltsstoffen dringt durch die Poren in den Körper ein und wirkt dort weiter.

Beim anschließenden Aufenthalt im Kräuterofen wurde mein Stoffwechsel dann noch einmal so richtig gefordert. Der Kräuterofen bot aber auch Zeit für nette Plauderstündchen mit anderen Kurgästen. So landete ich an meinem ersten Tag gemeinsam mit Susanne im Ofen, die sofort das Gespräch suchte: »Ich hatte den Eindruck, dass du gestern etwas kritisch warst. Das ist deine erste Ayurveda-Kur, oder?«

»Ja«, antwortete ich, »ich bin anfangs immer ein bisschen kritisch und hinterfrage grundsätzlich Dinge, die sich komisch anfühlen. Vor allem das mit dem Wasser kam mir spanisch vor.«

»Im Ayurveda wird die ganze Zeit heißes Wasser getrunken, das ist völlig normal.«

»Ja, das ist mir klar. Aber ich war immer der Meinung, dass man direkt vor, direkt nach und während des Essens nichts oder wenn, dann nur wenig trinken soll«, entgegnete ich.

»Wieso sollte man zum Essen nichts trinken? Also die werden es ja wohl wissen hier, das sind ja die Experten«, äußerte Susanne.

»Na ja, die Ärzte kriegen ja nicht mit, dass die Kellner ständig Wasser nachschenken. Ich weiß nicht, ob das wirklich so gewollt ist. Ich finde es einfach irritierend, da ich immer anderer Ansicht war.«

»Die da wäre?«, hakte Susanne nach.

Ich erklärte: »Wasser verdünnt wohl die Magensäure und wenn dann die Säurekonzentration zu niedrig ist, wird das Essen im Magen nicht ordentlich verdaut und belastet den Darm dann umso mehr. Klingt für mich logisch.«

»Hm, ja, klingt schon nicht ganz abwegig. Aber ich vertrau den Leuten hier. Ich mach das ja auch schon zum dritten Mal. Aber das muss ja jeder selbst wissen, wie er's macht.«

Ich stimmte ihr zu: »Ja, ich denke auch, das muss jeder machen, wie er's für richtig hält. Zum Glück flößen sie uns das Wasser beim Essen ja nicht mit 'nem Schlauch ein.«

Nach dem Schwitzen machte ich es mir auf einer der Liegen mit Meerblick bequem. Dort verbrachte ich auch den Hauptteil meines Kuraufenthalts. Zum einen war die Entgiftung in den ersten Tagen wirklich ermüdend für den Körper, auch wenn ich mich kaum bewegte. Zum anderen fiel der Alltagsstress von mir ab und ich erlaubte es mir, einfach mal nichts zu tun – bis auf Lesen, Planschen im Meer und Yoga.

Yoga kannte ich bereits von diversen DVDs, zu denen ich in meinem Wohnzimmer immer gern turnte, sowie aus Fitnessstudios. In Europa wird neben dem klassischen Yoga oft auch eine Art Power-Yoga angeboten – angepasst an die Bedürfnisse der westlichen Kultur wie Körperstraffung und Vorbeugung von Rückenschmerzen. Mir kamen die Kurse, die ich besucht hatte, immer ziemlich streng und fordernd vor und sie fokussierten stark die Dehnung sowie die Stärkung der Muskeln. Die Harmonisierung von Körper, Geist und Seele wurde dabei vernachlässigt. In Sri Lanka lernte ich dann ein völlig anderes Yoga kennen. Mit Blick auf die über dem Meer schwebende Sonne und einer wehenden Brise auf der Haut machte der Sonnengruß definitiv schon mal mehr Spaß. Die Asanas – so werden die einzelnen Körperhaltungen genannt – dienten dem Ausgleich der Körperenergien, sodass Blockaden gelöst werden und die energetischen Kräfte durch alle Organe gleichmäßig fließen konnten. Dazu war es natürlich wichtig, jede einzelne Stellung mit Ruhe und einer starken Fokussierung auszuführen. Es zählten nur Körper und Energie, die Gedanken machten Pause. Die Ansicht, dass jeder Mensch neben dem stofflichen Körper über einen feinstofflichen Energiekörper verfügt, ist im Ayurveda gang und gäbe. Und entsprechend ist es nach ayurvedischer Auffassung wichtig, diesen ebenso zu heilen und zu harmonisieren wie den grobstofflichen Körper. Erst wenn die Energien komplett ausgeglichen sind, sollen auch alle Organe wieder reibungslos funktionieren können.

Ein ayurvedischer Arzt, mit dem ich mich über den Energiekörper unterhielt, erklärte mir die Bedeutung der Chakras für unsere Gesundheit und unser Wohlbefinden: »Chakras sind Energiezentren, die in unserem Körper sitzen. Es gibt sieben Hauptchakras, die jeweils bestimmten Körperregionen und Organen zugeordnet werden. Sind die Energien in den Chakras unausgeglichen oder blockiert, wirkt sich das unmittelbar auf die entsprechenden Organe aus.«

Nun handelt es sich bei dem Energiekörper um ein Phänomen, das in der Regel nicht mit dem bloßen Auge wahrnehmbar ist. Entsprechend glaubt nicht jeder an dessen Existenz. Und wer versucht, seine Chakras in Einklang zu bringen, wird schon mal als esoterischer Freak abgestempelt. Ich war bereits einige Zeit vor der Ayurvedakur von der Existenz sogenannter Chakras überzeugt, sodass Yoga während meines Ayurveda-Aufenthalts eine besonders wichtige Bedeutung für mich hatte. Ich war mir sicher, dass gerade in Bezug auf die Stärkung der Organe authentisches Yoga einen positiven Beitrag leisten kann. Diesen Effekt spürte ich auch. Nach jeder effektiven Yoga-Einheit, bei der ich mich genaustens auf die energetische Versorgung meiner Organe sowie die Lösung von Blockaden konzentriert hatte, fühlte ich mich gestärkt.

Der ayurvedische Arzt erklärte mir auch, dass die Vielzahl an Nahrungsmittelunverträglichkeiten ja nicht an sich die Wurzel allen Übels gewesen sei. Vielmehr zeigten sie, dass die Verdauungsorgane aufgrund möglicher Blockaden nicht ausreichend mit Energie versorgt wurden und demnach in ihrer Funktionsfähigkeit beeinträchtigt waren.

Ich fragte ihn, ob ein Mensch, der an Unverträglichkeiten leidet, denn wieder alles essen könne, sobald er seinen Energiefluss in den Griff bekommen habe.

Darauf lachte er nur und verneinte. Er erklärte mir, dass unter anderem auch »falsche« Nahrung langfristig meist zu einer energetischen Störung führe. Besonders betonte er die emotionale Ebene. Dabei könne es sich um nicht losgelassene Wut, Schmerz oder auch Schuldgefühle handeln – tief sitzende Emotionen, aus denen Blockaden resultierten. Dies bestätigte mich in meiner Erfahrung, dass solche Gefühle einen nicht unerheblichen Beitrag zu chronischen Leiden leisteten.

Die ganzheitliche Betrachtung bezieht also auch im Ayurveda mehrere Faktoren mit ein: die Nahrung, die wir zu uns nehmen, unseren emotionalen Zustand, mögliche energetische Blockaden und die Umgebung. Diese sind unmittelbar miteinander verbunden und wirken aufeinander ein. So kann es aus ayurvedischer Sicht also nicht das Ziel sein, lebenslang eine strikte Diät zu befolgen. Vielmehr sollte die Ernährung langfristig möglichst natürlich und typgerecht sein und vor allen Dingen sollte immer ein Blick auf innere und äußere Einflüsse geworfen werden.

Die tägliche Yoga-Praxis tat mir in jeder Hinsicht richtig gut. Was allerdings weniger guttat, war der ayurvedische Tee, den ich täglich trank, sowie die typgerechte Nahrung, die ich zu mir nahm. Ich hatte meine Beschwerden ja eigentlich bereits gut in den Griff bekommen und war entsprechend irritiert, dass gerade während einer Ayurveda-Kur nach einigen Tagen auf einmal das alte Unwohlsein wieder auftauchte. Mein Bauch rumorte auf Hochtouren und signalisierte mir, dass hier irgendetwas nicht stimmte. Das erinnerte mich an meine Zweifel bezüglich meiner ayurvedischen Typbestimmung am Anreisetag und ich vereinbarte einen zweiten Anamnese-Termin. Diesmal untersuchte mich der erfahrene Arzt und kam zu einem völlig anderen Ergebnis – und zwar zu dem, welches ich in meiner Eigendiagnose auch gestellt hatte. Hätte ich mal lieber auf mein Bauchgefühl gehört! Ich hatte also genau die falsche Nahrung konsumiert und genau den falschen Kräutertee getrunken und damit meine Doshas wohl völlig aus dem Konzept gebracht.

Für mich war danach klar: Auch während einer Ayurveda-Kur ist Achtsamkeit geboten. Das bestätigte mich noch einmal mehr darin, dass es das A und O ist, sich selbst Wissen anzueignen, immer auf den eigenen Verstand und vor allen Dingen auf das Bauchgefühl, unsere Intuition, zu hören. Blind zu vertrauen, mag bequem sein, aber es kann eben auch manchmal komplett nach hinten losgehen. Fehldiagnosen passieren nun einmal – und ich gebe zu, ich bin beziehungsweise war ein komplizierter Fall. Wir können schließlich nicht erwarten, dass ein anderer Mensch uns nach einem ersten Gespräch und einer Untersuchung in- und auswendig kennt und unsere gesundheitlichen Probleme für uns lösen kann. Mit Sicherheit gibt es Experten, die das in dem einen oder anderen Fall leisten können, aber letztendlich sind und bleiben wir selbst für unser Wohlbefinden verantwortlich.

Und mal auf einer anderen Ebene betrachtet: Wen interessieren unsere individuellen Probleme denn groß? Höchstens unsere Liebsten. Aber ein fremder Mensch, der neben uns noch zig weitere Patienten betreut, kann wohl kaum so viel Leidenschaft und Aufwand in die Lösung unserer Probleme stecken, wie wir es uns erhoffen und selbst tun würden. Diese Fachmenschen sind in vielen Fällen unerlässlich, das ist klar. Aber ich mache immer wieder die Erfahrung, dass ich viel mehr von den Behandlungen profitiere, wenn ich mich selbst vorbereitet habe und zumindest schon einmal die Richtung kenne. Dann kann ich auch auf einer ganz anderen Ebene mit dem Profi kommunizieren. Ich verstehe zum einen besser, wovon dieser überhaupt spricht, und sitze ihm nicht völlig planlos gegenüber. Zum anderen kann ich gezieltere Fragen stellen und meinen persönlichen Beitrag zum Behandlungserfolg leisten.

Nachdem ich nun die richtigen Ayurveda-Speisen zu mir nahm, konnte ich mich auf die weiteren Behandlungen während meines Aufenthaltes konzentrieren. Die Ölmassagen erhielt ich über die gesamte Kur hinweg und weitere Behandlungen kamen ergänzend dazu. Mein absoluter Favorit war das Shirodhara, ein Stirnölguss. Als Mensch, dessen Gehirn ständig am Arbeiten ist, fällt es mir generell eher schwer, mich komplett fallenzulassen. Der Stirnölguss schaffte das allerdings ohne Probleme. Ich lag auf dem Rücken mit geschlossenen Augen und die Therapeuten gossen behutsam tropfenweise heißes Kräuteröl auf meine Stirn. Von links nach rechts und wieder zurück. Jegliche Gedanken verschwanden und ich wurde immer schläfriger, ohne einzuschlafen – es war ein Gefühl von totalem Losgelöstsein. Das Shirodhara versetzte mich in einen Zustand tiefer Entspannung. Es musste genau dieser Zustand sein, den ich mit meinen bislang kläglich gescheiterten Meditationsversuchen zu Hause nie erreicht hatte. Aber wenigstens wusste ich nun endlich, wie sich so etwas anfühlte.

Weniger angenehm war die ayurvedische Nasenreinigung. Dazu tropfte mir die Ärztin ein mit ätherischen Essenzen angereichertes Öl in die Nase. Anschließend musste ich es durch die Nase bis hinunter in den Rachen ziehen und dann gemeinsam mit einer Ladung Schleim ausspucken. Ich zog und spuckte mehrere Male, bis das Öl komplett wieder draußen war. Die Nase fühlte sich danach zumindest wirklich freier an.

Zu den weiteren Behandlungen gehörten unter anderem eine Inhalation von Wasserdampf, eine Massage mit dampfenden Reispäckchen, Kräuterbäder, ein Aufenthalt im sogenannten Schwitzkasten und der Abführtag. Der Abführtag, auf den man durch die Massagen sowie entsprechende Ernährung und jede Menge Flüssigkeit einige Zeit vorbereitet wurde, kam mir sehr gelegen. Endlich sollte der ganze Mist, der sich ja leider immer wieder im Körper ansammelt, mal wieder raus. Nach dem Frühstück bekam ich eine Abführtablette, die ich etwa zwei Stunden später einnehmen sollte, was ich dann auch tat. Ich machte es mir mit einem Buch auf meinem Balkon gemütlich und spürte nach etwa dreißig Minuten ein erstes Stechen in der Magengegend. Dieses Stechen weitete sich im Bauchraum aus und verwandelte sich in leichte Krämpfe, die mir signalisierten, dass es nun besser sei, den Balkon unverzüglich in Richtung Badezimmer zu verlassen. Über zwei Stunden hinweg schleppte ich mich zwischen Bett und Badezimmer hin und her, bis ich das Gefühl hatte, nicht nur von meinem Darm-, sondern auch von meinem gesamten Mageninhalt befreit zu sein. Ich war bislang eher sanftere Darmreinigungen gewohnt, diese hingegen hatte es wirklich in sich. Innerhalb kürzester Zeit befand sich so gut wie nichts mehr in meinen Verdauungsorganen. Gegen Mittag brachte der Zimmerservice dann eine leichte Reissuppe vorbei, die den Organismus stärken sollte, und am Abend gab es gedünstetes Gemüse. Das Tolle an Darmreinigungen ist, dass im Organ mal so richtig aufgeräumt wird. Selbst jahrelang an den Darmwänden sitzende Partikel werden teilweise rausgeschwemmt. Es gibt durchaus Angenehmeres – aber ich persönlich finde es ekliger, den Dreck weiter mit mir herumzutragen.

Nach dieser Reinigung verschwand sogar meine Müdigkeit und ich verbrachte die Tage neben dem obligatorischen Ausruhen mit langen Strandspaziergängen oder kleinen Ausflügen. Meine alltäglichen Probleme und To-dos waren so weit weg, dass ich das Gefühl hatte, die Zeit hielte inne. Es gab nichts zu planen und zu organisieren, nur der Moment inmitten der atemberaubenden Natur zählte. Ich verstand erst dort, was Urlaub eigentlich sein konnte. Zuvor sahen meine Reisen immer so aus, dass ich mit meinem Backpacker-Rucksack voller Tatendrang durch die Gegend reiste. Auf meiner bisher kürzesten Rucksackreise, einem zehntägigen Aufenthalt auf Kuba, brachte ich es doch tatsächlich fertig, den kompletten Westen der Insel zu durchstreifen. Die Reise war unglaublich eindrucksvoll und vielseitig gewesen, aber erholt hatte ich mich natürlich kaum. So auch auf diversen anderen Rucksackreisen durch die Weltgeschichte. Immer drängte mich nach spätestens drei Tagen irgendetwas dazu, den Ort zu wechseln. Ich wollte immer mehr sehen, mehr erleben, einfach mehr reisen. Während der Semesterferien war das auch nie ein Problem. Da hatte man im Anschluss noch massig Zeit, sich zu Hause einen faulen Lenz zu machen. Im Arbeitsleben sieht das schon anders aus. Die wenigen Wochen, die wir freimachen können, sind meist an einer Hand abgezählt. Das ist natürlich schade, da man einerseits auf seinen Reisen neue Eindrücke sammeln und was erleben will, andererseits spielt auch das Bedürfnis nach Erholung eine Rolle – für Geist und Körper, vor allen Dingen, wenn man im Alltag mit Beschwerden zu kämpfen hat. Man kann sich in einem All-inclusive-Urlaub an der Riviera die Sonne auf den Bauch scheinen lassen. Leider sind gerade die All-inclusive-Büfetts meist alles andere als wohltuend für die Verdauungsorgane.

Ayurveda-Reisen leisten Großes im Bereich Erholung. Sie sind in Indien oder Sri Lanka im Preis-Leistungs-Verhältnis zwar günstig, aber teurer als gewöhnliche Urlaube. Dennoch ist es mit Sicherheit gut investiertes Geld, da man in sich selbst investiert. Das gilt im Übrigen auch für qualitativ hochwertige Lebensmittel oder alternative Behandlungsmethoden, die nicht von der Krankenkasse übernommen werden.

Ich bereute es zu keinem Zeitpunkt, meine Ersparnisse für diesen Kururlaub geopfert zu haben. Einfach phänomenal war es vor allen Dingen, nicht selbst kochen zu müssen und trotzdem gesund essen zu können. Das ayurvedische Büfett, von dem ich dreimal täglich profitierte, war abwechslungsreich, weitestgehend frei von Industriezucker, Weizen und Fleisch sowie Milchprodukten. Auch den Einfluss der Natur auf mein Wohlbefinden nahm ich deutlich wahr. Die frische Luft mit ihrer hohen Feuchtigkeit machte meine Haut lupenrein und weich, dazu trugen auch das tägliche Trinken von heißem Wasser und das Einölen bei. Ich wurde Stress los und tankte Kraft auf. Körper, Geist und Seele waren irgendwie tatsächlich im Einklang.

Nach meinem Aufenthalt im Paradies wartete nun die Herausforderung auf mich, diesen Zustand auch in meiner heimischen Umgebung möglichst lange beizubehalten. Einige Prinzipien des Ayurveda wollte ich definitiv in meinen Alltag integrieren. Das Wetter in Deutschland konnte ich leider nicht beeinflussen. Der Winter ereilt uns jedes Jahr aufs Neue und somit auch die Zeit, die man vorwiegend in geschlossenen Räumen verbringt. Sobald ich heimgekehrt war, beschloss ich, auch in der kalten Jahreszeit so oft wie möglich rauszugehen. Das regelmäßige Trinken von abgekochtem Wasser machte ich zur täglichen Pflicht und was das Essen anging, fuhr ich mit meiner bisherigen Ernährungsweise eigentlich sehr gut, sodass ich da nicht viel verändern musste. Einige ayurvedische Gerichte bereichern nun meinen Speiseplan.

Die in Sri Lanka gelernten Asanas praktiziere ich mittlerweile fast täglich, immer morgens ein paar nach dem Aufstehen. Das Argument, keine Zeit für diese Dinge zu haben, zählt nicht. Denn selbst zwanzig Minuten Yoga am Tag können bereits einen wunderbaren Effekt haben. Eigentlich ist es ganz leicht, ein wenig ayurvedische Philosophie in den Alltag zu integrieren. Man muss es nur wollen.

Was mich allerdings am stärksten beeindruckte während meiner Ayurveda-Reise war das Thema Ganzheitlichkeit. Das Verständnis dafür, dass jeder Aspekt unseres menschlichen Daseins Einfluss auf unser Wohlbefinden hat, und vor allen Dingen, dass es neben Körper, Geist und Psyche eben auch unsere Umgebung ist, die mit zur Ganzheitlichkeit und somit auch zu unserem Befinden gehört, verankerte sich auf der wunderschönen Tropeninsel erst so richtig in mir. Dem wollte ich genauer auf die Spur gehen.

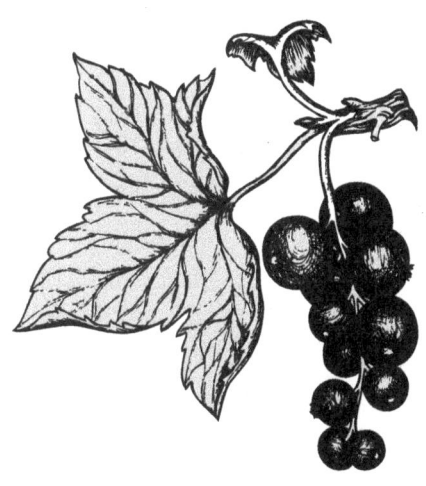

KAPITEL 12

MICH RUNDUM WOHLFÜHLEN, DAS WÄR'S.
Ganzheitlichkeit ist der Schlüssel

Den Begriff Ganzheitlichkeit lernte ich bereits während meiner zahlreichen Besuche beim Heilpraktiker kennen. Im Zuge der Ayurveda-Kur bekam dieser für mich allerdings noch eine größere Bedeutung. Er weitete sich vom Seele-Körper-Geist-Konzept auf das weitere Umfeld aus. Dazu machte ich mir meine Gedanken.

Der Raum, der nach unserem Körper am engsten mit uns verbunden ist, ist unser Wohnraum. So wie die Schnecke sich immer mal wieder in ihr Schneckenhaus zurückzieht, so finden wir jeden Abend Unterschlupf in unserem Heim. Küche und Esszimmer spielen eine nicht unwesentliche Rolle. Gut, wenn man seine eigene Küche hat. Ich habe schon in so mancher WG-Küche gesessen und was man dort meist vorfindet, ist ein einziges Chaos. Eines Abends nach einem gemütlichen Essen mistete ich gemeinsam mit einem Freund den Kühlschrank zweier Bekannter, die gemeinsam in einer Männer-WG lebten, aus. Wir machten uns einen Spaß daraus und schrien laut auf, sobald wir wieder etwas Verschimmeltes entdeckt hatten. Der Inhalt des Kühlschranks war mit Worten kaum zu beschreiben. Eindeutiger Sieger im Wettbewerb um das verdorbenste Nahrungsmittel war allerdings die saure Sahne im Plastikbecher, die sich in einen pflaumengroßen giftgrünen festen Klumpen verwandelt hatte. Natürlich sieht nicht jede WG-Küche so aus, aber die Tendenz zu Chaos und mangelnder Sauberkeit ist in einer Küche, die man sich mit anderen teilt, nun einmal mehr gegeben als in der ganz eigenen Küche.

Jeder Mensch hat natürlich seine eigene Wohlfühl-Ordnung beziehungsweise sein eigenes Wohlfühl-Chaos. Dennoch lohnt es sich, die eigene Essumgebung einmal unter die Lupe zu nehmen. Ich habe eine Wohnküche, das Esszimmer ist in die Küche integriert. So findet das Essen in meinem Heim zwischen Kräutertöpfen, Küchenschränken und Kochutensilien statt. Unappetitlich finde ich es, beim Essen auf das benutzte Geschirr der letzten zwei Tage zu schauen, also halte ich immer besonders Ordnung in der Küche. Sauberkeit ist in der Küche sowieso unerlässlich. Staubschichten auf den Regalen, Essensreste in der Spüle sowie alte Spülschwämme, die kurz davor sind, zum Leben zu erwachen, haben neben der Nahrungszubereitung nichts zu suchen.

Stattdessen sollten wir uns eine schöne Umgebung zum Wohlfühlen schaffen. Die Atmosphäre lässt sich mit einfachen Mitteln in jeder Küche und auch in jedem Esszimmer auffrischen. Kräuter auf der Fensterbank, dekorative Bilder an der Wand und immer ein voller Obstkorb auf dem Tisch machen bereits viel aus. Auch lohnt es sich, einfach mal durch den Raum zu gehen und Dinge, die sich irgendwie fehl am Platz und störend anfühlen, auszusortieren. Manchmal bewirken gerade die Kleinigkeiten effektvolle Änderungen in der Atmosphäre. Genauso kann man auch in anderen Zimmern verfahren und einfach mal überprüfen, wie sich der Raum am besten anfühlt. Da ich mittlerweile die meiste Zeit frei von zu Hause aus arbeite, ist mir mein Wohnraum besonders wichtig und ich habe ihn so gestaltet, dass ich mich wohlfühle und gleichzeitig auch geistig kreativ sein kann. Doch auch wer nur nach Feierabend in den eigenen vier Wänden ist, möchte sich dort rundum wohlfühlen. Das Zuhause dient als Treffpunkt der Familie, als Rückzugsort und auch zum Krafttanken und hat somit großen Einfluss auf das Wohlbefinden.

Verlässt man den Wohnraum, kommt man in die weitere Umgebung: der Ort, an dem man lebt. Damit verbunden sind natürlich auch Landschaft und Klima. Diese Faktoren wirken ebenso direkt auf uns ein. Ich lebe im Südwesten Deutschlands und fühle mich klimatisch und landschaftlich betrachtet völlig fehl am Platz. Ich bin ein totaler Sommermensch. Von mir aus kann das ganze Jahr über Sommer herrschen. Sonnenstrahlen auf meiner Haut und Wärme um mich herum sind das Größte für mich. Ich liebe außerdem alle exotischen Pflanzenarten, wie Kokospalmen, Hibiskusblüten, Bananenpflanzen, Papayabäume und was es alles noch so gibt. Meine Wohnung ist voll von Aloe-Vera-Pflanzen. Sobald ich in wärmere Gefilde verreise, geht es mir auch körperlich besser. Meine Beschwerden verbesserten sich oft auf Reisen – und das sogar trotz teilweise ähnlicher Ernährung –, wie zum Beispiel im Süden Spaniens oder Frankreichs. Ich spüre den Einfluss des Klimas und der landschaftlichen Umgebung sofort auf allen Ebenen – leider konnte ich meinen Plan, mich sechs Monate im Jahr in den Süden zurückzuziehen, bislang noch nicht verwirklichen. Entsprechend macht mir vor allen Dingen der Winter in Deutschland zu schaffen, wenn es grau, dunkel und neblig ist. In diesen Zeiten muss ich das fehlende Sonnenlicht irgendwie kompensieren, damit ich nicht in einen körperlichen und mentalen Winterschlaf verfalle. Der Einfluss der Umgebung auf Stimmung und Körper darf keinesfalls unterschätzt und sollte in jedem Fall genauer betrachtet werden. Als Ausgleich in der dunklen und kalten Jahreszeit eignen sich schon heiße Bäder, Kerzen oder das Planen des nächsten Strandurlaubs.

Wendet man den Blick vom Raum ab und hin zu den Menschen, die einen unmittelbar umgeben, wird klar, dass diese ebenso unser Befinden beeinflussen. Wir werden in Familien hineingeboren, bewegen uns später zusätzlich in Freundeskreisen und gründen dann eventuell unsere eigene kleine Familie. Immer wenn Menschen aufeinandertreffen, viel Zeit miteinander verbringen oder zusammen leben, stellt sich ein gewisses Gefühl ein. Es unterscheidet sich von dem Gefühl, das wir in Momenten erleben, in denen wir nur für uns sind. Die Gegenwart anderer Menschen wirkt auf die unmittelbare Atmosphäre und somit auch auf jeden Beteiligten ein. Ängste und Sorgen des Partners oder enger Freunde können auf uns überschwappen, genauso wie wir die Freude und das Glück unserer Liebsten teilen. Manchmal hat man Menschen in der entfernteren Umgebung, die Emotionen wie Neid oder Hass versprühen und auf deren Präsenz in unserem Leben wir oft wenig Einfluss haben, wie beispielsweise Nachbarn oder Arbeitskollegen. Mit all diesen Einflüssen muss man lernen im Alltag umzugehen. Es ist immer hilfreich, die Dinge klar zu sehen. Dabei helfen Fragen wie: In der Gegenwart welcher Menschen fühle ich mich wohl? Und welche Menschen lasse ich lieber nicht an mich heran?

Ich habe früher oft erlebt, dass ich mich beispielsweise nach einem beruflichen Gespräch völlig erschöpft fühlte. Das kam natürlich auf den Gesprächspartner an. Das ging mir vor allen Dingen mit Menschen so, die nicht aufhörten zu reden und alles versuchten, um das Gespräch am Laufen zu halten. Jeder Versuch, das Gespräch zu beenden, wird im Keim erstickt. Das Schlimme an dieser Art der Kommunikation ist, dass man das Gefühl hat, als würde einem allein durch den Monolog der anderen Person die Energie aus dem Körper gesogen werden. Man kennt dieses Phänomen auch von Verkäufern. Sobald man sich darauf eingelassen hat, sich wenigstens kurz anzuhören, was sie denn zu verkaufen haben, wird man verbal festgehalten und kann seinen Kopf nur noch schwer aus der Schlinge ziehen. Da ich weiß, dass ich schlecht darin bin, mich wieder rauszuwinden, blocke ich von vornherein Gespräche mit Menschen ab, wenn mein Bauchgefühl mich warnt. Das mag unhöflich wirken, aber wer hat heutzutage noch Nerven und Zeit für schlechte Gespräche? Gute Gespräche hingegen können jede Menge Energie schenken. Auch hier leitet uns unser Bauchgefühl. Wenn wir genau darauf achten, ahnen wir bereits nach den ersten Sekunden, ob die Chemie zwischen uns und der anderen Person stimmt oder eben nicht.

Was genau so kraftzehrend wirkt wie einseitige Gespräche, sind Streitgespräche. Ich bin kein Fan von vorgespielter Harmonie, selbstverständlich sollten zwischenmenschliche Konflikte nicht unter den Teppich gekehrt werden. Aber wir sollten genau darauf achten, in welcher Form sich Emotionen wie Wut und Aggression, die beim Streit gern mal aufkommen, auf unser körperliches Wohlbefinden auswirken, und entsprechend dagegensteuern.

Bei Tisch können einem Streitgespräche oder eine unangenehme Atmosphäre anderer Art gründlich das Essen vermiesen und die Magen-Darm-Region beeinflussen. Ich erinnere mich an einen Streit mit meinem Exfreund während des Abendessens. Wir waren beide eh schon schlecht gelaunt an diesem Tag und schwiegen uns beim Essen einfach an. Als ich ihn dann bat, nicht so laut zu essen – das machte mich in dem Moment einfach wahnsinnig –, brach aus ihm der ganze Frust des Tages heraus: »Kann ich grad vielleicht einfach mal in Ruhe meinen Teller aufessen? Was ist das überhaupt wieder für ein Hasenfutter? Davon wird doch kein Mensch satt.« Dass er meine grüne Gemüsepfanne kritisierte, ging mir dann entschieden zu weit, zumal ich mir die Arbeit gemacht und gekocht hatte. »Du hast sie ja wohl nicht mehr alle. Selbst nur faul rumliegen und sich dann noch beschweren. Werd mal erwachsen«, motzte ich zurück. Die Diskussion war entfacht: Wir warfen uns gegenseitig all unsere Macken vor und ein emotional aufwühlender Streit entfachte sich, obwohl wir eigentlich nur zu Abend essen wollten. Neben einem gefühlten Stein im Magen verging mir der Appetit und auch er ließ seinen Teller stehen. Die hochkochenden Emotionen hatten sich direkt auf die Bauchregion ausgewirkt. Nicht immer kann man kontrollieren, ob ein Streit beim Essen ausbricht oder nicht. Aber wir können sehr wohl darauf achten, dass Diskussionen am Tisch nicht zur Regel werden und wir dem Essvorgang an sich genügend Aufmerksamkeit und Wertschätzung entgegenbringen.

Der Wohnraum, in dem wir leben; die klimatischen und landschaftlichen Bedingungen, denen wir ausgesetzt sind, und der Einfluss unserer Mitmenschen, ob Partner, Familie, Kollegen oder weiteres Umfeld – all diese Aspekte wirken auf unser Wohlbefinden ein und zählen mit zum Thema Ganzheitlichkeit. Wir sollten die eigene kleine Welt, die uns umgibt, selbst kreieren und in Eigenverantwortung innerhalb unserer Möglichkeiten so anpassen, dass sie unser Wohlbefinden nicht stört, sondern stärkt.

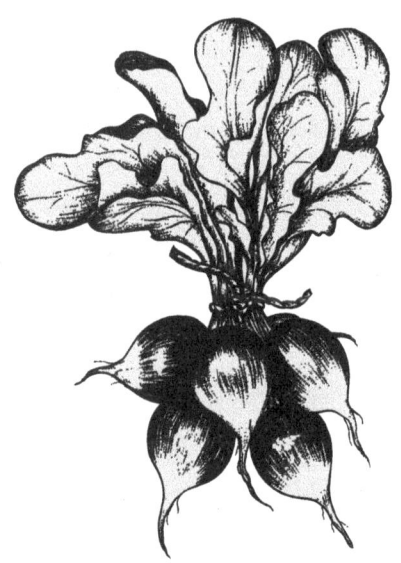

KAPITEL 13

WENN NICHT ICH, WER SONST?
Eigenverantwortung und Selbstvertrauen

Nachdem mir klargeworden war, dass Eigenverantwortung im Bereich von Ernährung und Gesundheit unerlässlich ist, fragte ich mich, inwiefern ich diese auch in anderen Bereichen, die mein Leben betrafen, übernahm. Wenn wir uns eigenverantwortlich ernähren wollen, müssen wir dann nicht generell das Thema Eigenverantwortung für uns neu bewerten?

Für alles, was uns selbst betrifft und auf das wir Einfluss haben, sind wir verantwortlich. Dazu zählen neben dem körperlichen Befinden zum Beispiel auch berufliche Zufriedenheit und privates Glück – die beiden großen Themen der Gesellschaft, die eben wiederum auch auf unser Wohlbefinden einwirken. Wir tragen automatisch die Verantwortung für unser Leben, egal, ob wir wollen oder nicht. Die Frage ist jedoch: Inwieweit nehmen wir diese auch an? Oder lehnen wir uns bequem zurück, leben nach Gelegenheiten und schieben die Schuld für Dinge, die nicht so laufen, wie wir es uns wünschen, auf äußere Umstände?

Im Bereich der Ernährung bedeutet Eigenverantwortung, selbst zu entscheiden, was wir essen – und zwar unabhängig von diversen Ernährungstrends, allgemeinen Empfehlungen und auch unabhängig von dem, was wir gewohnt sind zu essen. Wer Eigenverantwortung bewusst übernimmt, hinterfragt und überdenkt die Dinge und somit auch Ernährungsfragen. Alle Aspekte, die unser Wohlbefinden und unsere Gesundheit betreffen, gehören in die bewusste Eigenverantwortung, wie beispielsweise der Arztbesuch oder der Umgang mit Medikamenten.

Stellen wir uns mal einen Menschen vor, der keine Eigenverantwortung im Bereich Ernährung und Gesundheit übernimmt. Nennen wir ihn Mario. Er lebt genau das Gegenteil einer bewussten eigenverantwortlichen Ernährung, obwohl die Konsequenzen längst spürbar für ihn sind. Er isst das, was er bereits als Kind lecker fand – hauptsächlich Fertiglebensmittel und Süßkram – und was keine Arbeit bei der Zubereitung erfordert, denn er kocht nicht gern. Ihm sind andere Dinge eben wichtiger als Ernährung. Wenn er krank ist, geht er sofort zum Arzt und lässt sich Medikamente verschreiben. Er hat keine Skrupel, Schmerztabletten bereits bei kleinen Wehwehchen einzunehmen. Ein praktisches Leben, da er die Bedürfnisse seines Körpers gar nicht erst wach werden lässt, denn indem er unverzüglich Medikamente einnimmt, unterdrückt er jegliche Symptome, und indem er an den Essgewohnheiten aus Kinderzeiten festhält, fängt er gar nicht erst an, über seine Ernährungsweise nachzudenken. Auf den ersten Blick könnte man meinen, Mario hat eben seinen ganz eigenen Weg gefunden. Doch wohin führt dieser Weg? Sein Körper zeigt ihm bereits, dass irgendetwas nicht ganz stimmt. Er ist extrem träge, anfällig für grippale Infekte und beschwert sich über Kilos, die er nicht loswird. Auf die Idee, dass sein eigenes Verhalten möglicherweise zu seinen gesundheitlichen Problemen geführt hat, kommt er gar nicht erst und sein Arzt macht ihn darauf auch nicht aufmerksam. Er steckt also in der Falle, da er nicht auf sich selbst schaut und seinen Beitrag zu seiner Situation gar nicht sieht. Und solange er so weitermacht, besteht auch erst mal keine Chance auf eine Besserung.

Wir wundern uns beispielsweise auch immer, wenn Diäten nicht funktionieren. Oft wird dann resigniert mit der Aussage: »Bei mir klappen Diäten nicht. Ich habe schon alles ausprobiert und kann machen, was ich will – ich nehme einfach nicht ab. Vielleicht bin ich genetisch benachteiligt.«

Zum einen stellt sich die Frage, inwiefern das nur eine faule Ausrede ist. Zum anderen gibt es natürlich wirklich Fälle, in denen die betreffende Person aufgrund einer Stoffwechselstörung kaum an Kilos verliert, trotz Sport und Diät. Alle, die davon jedoch nicht betroffen sind, müssen sich auf ihre Eigenverantwortung besinnen. Der erste Schritt wäre, zu hinterfragen, was in der Vergangenheit zur Gewichtszunahme geführt haben könnte. Das kann überprüft werden, indem man sich seine Ernährungsgewohnheiten und den Lebensstil genauer anschaut. Was sind die üblichen Dickmacher in der Nahrung? Wovon esse ich in der Regel besonders viel? Bewege ich mich regelmäßig? Wie sieht es mit meinem Alkoholkonsum aus? Welche Rolle spielt Nahrung für mich – dient sie der Nährstoffzufuhr oder kompensiere ich vielleicht etwas damit? In einem nächsten Schritt könnte man die bereits versuchten Diäten durchleuchten und nach einem gemeinsamen Nenner suchen, der für das Scheitern verantwortlich sein könnte. Obst kann beispielsweise eine Diät-Falle sein. Ich beobachtete bei mir, dass immer, wenn ich phasenweise sehr viel Obst aß – unabhängig von Diäten –, ich etwas zunahm, denn Fruchtzucker ist eben auch Zucker. So könnte eine Diät mit Fokus auf Obst in manchem Fall nach hinten losgehen und man sollte dann eher auf Gemüse zurückgreifen und sich mit Obst als Nachtisch begnügen.

Zudem liegt der Stoffwechsel womöglich noch im Tiefschlaf, wenn man eine Diät beginnt, und muss erst einmal wieder in Fahrt gebracht werden. Das kann durch Bewegung, Flüssigkeitszufuhr oder Stoffwechselanreger wie Chili oder Ingwer positiv beeinflusst werden. Eigenverantwortung bedeutet, Dinge, die nicht funktionieren, zu hinterfragen und nicht gleich zu resignieren.

Auch die Einstellung »Kein Arzt kann mir helfen« sollte überdacht werden. Ärzte oder Heilpraktiker können immer auf irgendeine Art und Weise helfen, aber sie sollten eben auch als genau das betrachtet werden: als Helfer! Nicht als Retter, die uns aus dem Leid befreien. Wer das erwartet, bleibt in seinem Sumpf des Leidens stecken. Heilung bedeutet auch Arbeit. Wir können nicht erwarten, dass ein anderer unsere Probleme für uns löst. Wir sollten selbst die Ursachen und Faktoren ergründen, die zu unseren Beschwerden geführt haben, und fachmännische Begleitung als hilfreiche Unterstützung dabei betrachten.

Im privaten Bereich geht es auch um eigenverantwortliches Denken und Handeln. Wir alle streben nach privatem Glück. Denn wenn wir glücklich sind, geht es uns gut, dann fühlen wir uns wohl. Dabei hat jeder seine ganz eigenen Vorstellungen davon, wie dieses Glück auszusehen hat. Manche wünschen sich Familie, andere nur eine Partnerschaft. Andere wiederum möchten allein sein. Trotzdem sind so viele Menschen unzufrieden, obwohl sie eigentlich wissen, was sie wollen, und sehen sich als Opfer der äußeren Umstände. Was läuft da schief? Ist es Bequemlichkeit oder sogar Faulheit? Wenn wir aus unglücklichen Zuständen herauskommen wollen, müssen wir aktiv werden.

Wer unglücklich in seiner Partnerschaft ist, kann entweder gemeinsam mit dem Partner daran arbeiten oder sie beenden. Wer sich für das Alleinsein entschieden hat, sich aber trotzdem einsam fühlt, könnte sich fragen, ob er nicht vielleicht doch lieber in einer Beziehung leben würde, und entsprechend aktiv werden. Und wer Probleme in der Familie hat, kann diese gezielt angehen und versuchen zu lösen.

Natürlich wird uns nicht jeder Wunschzustand sofort vom Universum auf einem Silbertablett serviert. Wir müssen immer wieder an uns arbeiten und um die Ecke denken, bis wir unser Leben so gestaltet haben, wie wir es uns wünschen.

In einer Welt voller Möglichkeiten und einfacher Wege müssen wir erst lernen, eigenverantwortlich zu denken und zu handeln. Und das umfasst alle Bereiche des Lebens. Die Erwartung, dass andere uns retten, müssen wir an den Nagel hängen, denn jeder Mensch führt sein eigenes Leben. Freunde, Familie und Fachleute können uns unterstützen, doch die Schritte müssen wir allein gehen.

Eigenverantwortliches Handeln setzt Vertrauen in sich selbst voraus. Man braucht dazu Vertrauen in seine eigenen Wahrnehmungen, Empfindungen und Fähigkeiten.

Ich neigte während meiner Suche nach der richtigen Ernährung und Lebensweise oft dazu, an mir selbst zu zweifeln. Ich hielt mich so manches Mal für eine Spinnerin, vor allen Dingen, da die schulmedizinischen Diagnosen nie ein Ergebnis brachten. Ich fragte mich an manchen Tagen sogar, ob womöglich etwas mit meiner Wahrnehmung nicht stimmte und ich mir die Bauchkrämpfe und die Abgeschlagenheit einbildete. Auch hinterfragte ich mein Selbstbild, wenn ich in den Spiegel blickte. Ich wusste, dass bei Essstörungen meist eine Wahrnehmungsstörung vorliegt, und zog es durchaus in Betracht, dass ich mir mein aufgequollenes Gesicht nur einbildete. Es lag ja kein wissenschaftlicher Beweis für meine Beschwerden vor trotz all der Untersuchungen. Das verunsicherte mich. Auch fragte ich mich, ob es nicht übertrieben sei, wegen ein paar Beschwerden so viel Aufruhr zu betreiben. Ich war schließlich nicht schwer krank. Andere Menschen hatten sicherlich viel größere Sorgen als ich. Und letztendlich zweifelte ich auch daran, meine Beschwerden selbst in den Griff bekommen zu können.

Doch nachdem ich die ersten Schritte in die richtige Richtung gewagt hatte, indem ich eigenverantwortlich begonnen hatte, meine Ernährung umzustellen, spürte ich nach und nach die positiven Veränderungen. Nichts war Einbildung gewesen, denn ich spürte und sah die Veränderung. Dies motivierte mich, den Weg weiterzugehen und mehr in mich selbst zu vertrauen. In meinen Verstand, in meine Wahrnehmung und in meine Intuition.

Sich selbst zu vertrauen, bedeutet nicht, anderen immer zu misstrauen. Es bedeutet vielmehr, sich selbst ernst zu nehmen und dem eigenen Bauchgefühl, der Intuition, die leitende Funktion zu geben. Meinungen anderer können uns immer weiterbringen, indem sie Horizonte öffnen oder Richtungen anzeigen. Wenn wir sie richtig deuten, sind sie eine großartige Hilfe. Sie können uns aber auch verwirren. Deswegen ist es wichtig, die eigene Intuition so zu stärken, dass wir ihr und damit auch uns selbst voll und ganz vertrauen können.

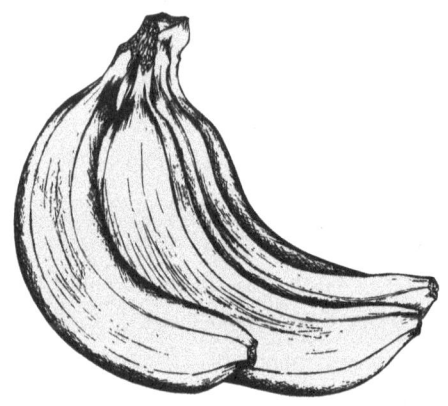

KAPITEL 14

ICH WILL ROUTINE IM GESUNDESSEN.

Tipps für den Alltag

Manchmal werde ich gefragt, ob und wie ich es schaffe, meinen »Ernährungsregeln« im Alltag treu zu bleiben, ohne in alte Muster zu verfallen. Das erscheint vielen fast unmöglich. Diese Frage ist durchaus berechtigt. Denn es ist wirklich fast unmöglich, in einer Welt voller Versuchungen und vermeintlicher Freiheit den gefassten Entschlüssen ausnahmslos zu folgen. Ich selbst betrachte meine Entschlüsse nicht als Regeln, das würde dem Ganzen eine für meinen Geschmack zu strenge und strikte Note geben. Sie sind vielmehr ein Grundlebensstil, der nach und nach entstanden ist und auch Abweichungen erlaubt.

Wocheneinkauf mit Köpfchen

Der wöchentliche Lebensmitteleinkauf fand anfangs ausschließlich im Bioladen oder auf dem Wochenmarkt statt. Denn selbst die größte Sünde dort war weniger schädlich für mich als die kleinste Sünde in einem gewöhnlichen Supermarkt. Gerade zu Beginn einer Ernährungsumstellung sollte man sich den Versuchungen in den Supermarktregalen möglichst nicht aussetzen. Da könnte man auch einen gerade trockenen Alkoholiker durch einen Weinkeller laufen lassen. Ungesundes Essen macht süchtig! Wäre dem nicht so, würde es vielen von uns nicht so schwerfallen, die Ernährung einfach umzustellen. Das Argument, Bioläden oder der Einkauf auf dem Markt seien zu teuer, zählt meiner Meinung nach nicht. Wenn man für das gleiche Geld zwar weniger, aber dafür ausschließlich gesunde Produkte kauft, entstehen schließlich keine erhöhten Kosten. Je weniger und qualitativ hochwertiger ich esse, desto weniger belaste ich meinen Körper und desto besser fühle ich mich. Wie oft wird Essen schon mal weggeschmissen. Mittlerweile gehe ich auch wieder in gewöhnlichen Supermärkten einkaufen, wenn es sich gerade anbietet. Viele Läden haben bereits eine »gesunde« Ecke, in der man gute Sachen finden kann.

Was mir aber am Einkaufen im Bioladen besonders gut gefällt, ist die entspannte Atmosphäre. Genauso entspannt, wie ich den Laden betreten habe, verlasse ich ihn in der Regel auch wieder, während ein Einkauf im Supermarkt mich regelmäßig in eine Stresssituation versetzt. Sei es aufgrund der Vielzahl von gestressten Menschen oder der Beleuchtung, die nach spätestens zwei Minuten Kopfschmerzen bereitet. Auf dem Bauernhof oder Markt ist es sowieso entspannt.

Wichtig beim wöchentlichen Einkauf ist die Einkaufsliste. Denn die Lebensmittel sollen schließlich für ein, zwei Tage ausreichen. Ich lege meinen Schwerpunkt bei jedem Einkauf auf Gemüse. Den meisten Raum in meinem Einkaufskorb nehmen immer Gemüse und frische Kräuter ein. Hinzu kommt frisches Obst für Smoothies und als Dessert sowie Sättigungsbeilagen wie Kartoffeln, Linsen, weiße Bohnen, Couscous aus Hirse, Kokos-, Buchweizen- und Dinkelvollkornmehl für Teigwaren, Dinkel- oder Udonnudeln. Diese halten sich einige Zeit und müssen nicht bei jedem Einkauf berücksichtigt werden. Auch Pflanzenmilch lässt sich gut lagern. Für den Hunger nach Süßem müssen bei mir auf jeden Fall immer Snackriegel, Trockenobst, Honig oder Ahornsirup und dunkle Schokolade mit hohem Kakaoanteil im Haus sein. Auch auf herzhafte Snacks muss beim Einkauf nicht verzichtet werden, nur weil man den klassischen Chips abgeschworen hat. Mandeln, Macadamianüsse, Cashewkerne oder Popcorn lassen sich gut selbst würzen, indem man sie wie Pinienkerne ohne Öl in der Pfanne röstet und anschließend in etwas Steinsalz und schwarzem Pfeffer wälzt. Je nach Bedarf kann man die Nüsse noch mit Paprikapulver oder Curry bestreuen.

Kochen als tägliches Ritual

Wer sich gesund ernähren will und kein Geld für einen privaten Koch übrig hat, der muss in der Regel selbst zum Kochlöffel greifen. Neben Job, Familie und Hobbys bleibt allerdings oft nicht genügend Zeit, täglich frisches Essen zuzubereiten – so zumindest die Ansicht mancher. Doch ist es tatsächlich so zeitaufwendig, einen frischen Salat zuzubereiten, Gemüse zu dünsten, Pseudogetreide zu garen oder eine frische Gemüsesuppe zu kochen? Mit ein wenig Übung und Routine ist das eigentlich keine große Sache mehr. Ich habe mir ein Repertoire an Lieblingsrezepten geschaffen, das sowohl zeitaufwendige als auch Gerichte für die schnelle Zubereitung beinhaltet. Die Mikrowelle habe ich vor einigen Jahren aus meinem Haushalt verbannt. Wir haben im Alltag schon genug mit Elektrosmog zu kämpfen, da muss nicht auch noch das Essen eine Extra-Bestrahlung bekommen. Auch im Topf oder in der Pfanne lässt sich problemlos mal etwas aufwärmen.

Am liebsten bereite ich Essen nach Gefühl zu. Sobald ich etwas nach Rezept koche, geht es meist daneben. Aber das ist vielleicht nur bei mir so. Das strikte Kochen nach Anleitung entfernt mich meist so sehr von den Lebensmitteln, dass ich gar keinen Bezug mehr zu dem eigentlichen Gericht habe, sondern nur noch mit dem

Abmessen von Zutaten beschäftigt bin. Ein Gericht ist wie ein kleines Kunstwerk, das aus den eigenen Händen erschaffen wird und bewusst und entsprechend mit Hingabe zubereitet werden sollte. Erst dann schmeckt es doch auch richtig gut.

Kochen bietet außerdem eine wunderbare Gelegenheit, um abzuschalten. Mein Vater, ein leidenschaftlicher und großartiger Koch, betont immer wieder, dass das Fokussieren auf die Zubereitung einer Mahlzeit ihm nach einem langen Arbeitstag wunderbar hilft, zur Ruhe zu kommen. Mir geht es da ähnlich. Während ich koche oder backe, verstummen die Gedanken, die täglich im Kopf umherkreisen – ähnlich wie beim Yoga oder anderen Aktivitäten, die den Geist beruhigen. Man muss das Kochen also nicht als zusätzliche Last empfinden, sondern kann die Zeit am Herd nutzen, um mental einfach mal abzutauchen.

Trinken nicht vergessen

Das mit dem Trinken ist so eine Sache. Wir hören immer, dass wir zu wenig Wasser über den Tag verteilt trinken. Das ist bei vielen Menschen mit Sicherheit auch der Fall. Trinken vergisst man eben mal schnell. Ich neige auch dazu, es zu vernachlässigen, und musste mir die tägliche Wasserzufuhr erst antrainieren. Zuerst einmal müssen wir dafür sorgen, dass immer genug Wasser im Haus ist und es sich immer im Blickfeld befindet. Das allein kann uns schon mal ans Trinken erinnern. Auch kleine Rituale helfen dabei. Man kann sich angewöhnen, sowohl nach dem Frühstück als auch nach dem Mittagessen beispielsweise eine Kanne Tee oder erfrischendes Zitronenwasser zuzubereiten und dies dann neben sich auf dem Schreibtisch beziehungsweise an dem Ort zu platzieren, an dem man die meiste Zeit des Tages verbringt. Außerdem empfiehlt es sich, unterwegs immer Wasser dabeizuhaben. Spätestens beim nächsten Kramen nach dem Handy in der Handtasche sehen wir die Wasserflasche und werden so auch wieder ans Trinken zwischendurch erinnert.

Bewusstes Essen

Bewusst essen bedeutet nicht nur, die auf dem Teller liegende Mahlzeit bewusst zu uns zu nehmen, sondern vieles mehr. Essen sollte in Ruhe stattfinden, in angenehmer Atmosphäre, netter Gesellschaft, einer bequemen Sitzhaltung und nicht auf die Schnelle. Je entspannter der Körper bei der Mahlzeit ist, desto besser nimmt er die Nahrung auf. Einen Döner im Gehen oder ein Sandwich liegend auf der Couch verkraftet der Körper natürlich ab und zu, aber sobald es die Regel wird, müssen wir uns nicht wundern, wenn die Verdauung nicht rund läuft. Auch Herunterschlingen ist eher kontraproduktiv. Wenn man bedenkt, dass die Verdauung bereits im Mund mit dem Kauen und der Zersetzung der Nahrung durch den Speichel beginnt, kann Schlingen nur verdauungsstörend sein. Wenn man langsam isst, nimmt man auch eher das Sättigungsgefühl wahr.

Für mich sind die Essenszeiten von großer Bedeutung. Seitdem ich feste Zeiten für meine Mahlzeiten einhalte, kann mein Stoffwechsel sich nicht mehr beschweren. Das mag sich etwas strikt anhören, aber wer seine Einstellung zur Nahrungsaufnahme verändert, wird diese Festlegungen nur als logisch empfinden. Nahrungsaufnahme bedeutet, dem Körper neuen Kraftstoff zu geben, allerdings nicht zu viel und nicht zu oft. Sobald der Körper zu sehr mit seiner Verdauung beschäftigt ist, leiden andere Funktionen darunter und wir werden müde, schlapp und faul. Ich hatte früher oft das Bedürfnis, mich nach üppigen und schwer verdaulichen Mahlzeiten einfach hinzulegen.

Wir Menschen verfügen über ein wunderbares Instrument und zwar die innere Uhr. Sie signalisiert uns unter anderem, wann wir schlafen, wann wir aufstehen und wann wir essen sollten. Mit Sonnenaufgang stehen wir auf und mit Sonnenuntergang kommen wir zur Ruhe. Macht es da nicht Sinn, auch das Essen nach gewissen Zeiten auszurichten? Kreuz und quer nach Lust und Laune über Tag und Nacht verteilt zu essen, kann nicht von Vorteil sein. Denn beispielsweise am Abend wird nicht nur unser Geist müde, auch die Verdauungsorgane müssen mal Pause machen. Ich habe festgestellt, dass Essen, welches ich am Vortag spät abends zu mir genommen hatte, nicht richtig verdaut wurde. Nahm ich das Abendessen hingegen am frühen Abend ein, fühlte ich mich am nächsten Morgen wie neugeboren. Mittags ist meine Verdauungskraft am stärksten, da kann ich heutzutage große Mengen an Nahrung problemlos verdauen. Selbst in den Zeiten, in denen ich kaum ein Nahrungsmittel richtig vertrug, fanden die Bauchkrämpfe öfter abends als mittags statt.

Mittlerweile ist mein Körper auf seine festen Essenszeiten eingespielt und signalisiert mir mit einem Hungergefühl, dass es nun Zeit für die nächste Mahlzeit ist. In der Regel sieht das so aus: Frühstück nehme ich morgens zwischen sieben und acht Uhr zu mir, meist nichts Großes, da der Hunger sich morgens bei mir in Grenzen hält. Das Mittagessen, meist eine große Portion mit Nachtisch, muss gegen zwölf Uhr seinen Weg in meinen Bauch finden, denn um diese Zeit habe ich einen Bärenhunger. Manchmal gibt es einen Nachmittagssnack und das Abendessen folgt dann meist zwischen 18 und 19 Uhr. Mein Magen weiß also genau, wann er mit Nahrungszufuhr rechnen kann, und dankt es mir, indem ich keine Heißhungerattacken erleide und mich nach dem Essen auch nicht wie erschlagen fühle. Bei diesem Effekt lohnt sich die grundsätzliche Einhaltung bestimmter Essenszeiten tausendfach.

Ohne Stress im Restaurant

Mit den Liebsten oder Arbeitskollegen am Tisch zu sitzen und sich in netter Atmosphäre bedienen zu lassen, ist eine in Deutschland beliebte Abendaktivität, vielleicht sogar die beliebteste. Doch wenn man einer speziellen Ernährungsform nachgeht, gestalten sich Restaurantbesuche oftmals schwierig – speziell in meinem Fall, wenn ich erzähle: »Ich verzichte auf Weizen und Roggen, Industriezucker, Kuhmilchprodukte, Fleisch und künstliche Zusatzstoffe.«

Der Besuch beim Italiener beschränkt sich für mich meist auf das Bestellen einer vegetarischen Antipasti-Platte oder eines gemischten Salats, beim Libanesen, Inder oder Thailänder ist die Auswahl hingegen ziemlich groß.

Mittlerweile werden immer mehr Alternativen auf den Speisekarten angeboten, damit die »Gesundesser« nicht komplett an die veganen Bio-Restaurants der Stadt verloren gehen. Doch nicht alles wird auf den Speisekarten vermerkt. Ich bestellte eines Mittags während eines Geschäftsessens ein einfaches Kartoffel-Lauch-Gemüse, ohne mit etwas Unverträglichem für mich zu rechnen. Serviert wurde mir allerdings eine in fetter Sahnesoße triefende Gemüsemischung. Auf der Speisekarte stand leider nichts von Sahne, geschweige denn von einer Soße. Ich bat die Kellnerin, das Essen zurückzunehmen und mir stattdessen einen Salat zu bringen, und zahlte am Ende auch beide Gerichte. Schließlich hatte sich die Küche nichts zuschulden kommen lassen. Dennoch hatte mich dieses Erlebnis eine Sache gelehrt: vor dem Bestellen immer genau nachzufragen, woraus die Gerichte bestehen. So spart man Geld und Ärger. Es mag manchmal etwas nervenaufreibend sein, ständig alles zu hinterfragen und eine derartige Penibilität an den Tag zu legen, aber es ist eben, gerade wenn man essen geht, oft unvermeidlich, sofern man seinen Ernährungsgrundsätzen einigermaßen treu bleiben möchte.

Partys und Essenseinladungen ohne Bauchweh

Was Partyeinladungen angeht, ist es ein toller Trick, den Gastgeber zu fragen, ob man etwas mitbringen soll, denn kaum jemand lehnt dieses Angebot ab. So kann man in der eigenen Küche in aller Ruhe einen leckeren Salat oder gut bekömmliche Snacks zubereiten und sich zur Not den ganzen Abend von der eigens mitgebrachten Speise nehmen, falls das Büfett nichts Passendes anzubieten hat. Eine weitere Möglichkeit ist die, einfach vorher zu Hause zu essen. Bei Partys ist das kein Problem, bei Essenseinladungen sieht es da schon anders aus.

Meiner Erfahrung nach ist es in dem Fall der beste Weg, einfach offen mit dem Thema umzugehen. Flattert eine Essenseinladung ins Haus, empfiehlt es sich, beim Zusagen direkt nachzuhorchen, was denn Gutes serviert wird, und dabei dezent auf die eigenen Essenstabus hinzuweisen. Das Gute ist ja, dass bei solchen Abenden in der Regel frisch gekocht wird und Fertigessen schon einmal nicht auf dem Tisch landet. Die meisten Gastgeber denken zum Beispiel oft automatisch auch an eine vegetarische Variante und selbst wenn nicht, kann man sich zur Not an den Beilagen satt essen.

Bio-Produkte im Visier

Das Bio-Siegel ist und bleibt ein undurchsichtiges Phänomen. Wir als Endverbraucher haben keinen Überblick über die Kontrollvorgänge bezüglich jedes einzelnen Lebensmittels, das wir konsumieren – und natürlich auch nicht, wenn Bio draufsteht. Wir können entweder dem Siegel vertrauen oder uns weiterhin von Nicht-Bio-Produkten ernähren. Ich habe für mich entschieden, lieber Bio als Nicht-Bio zu kaufen – es sei denn, ich kaufe beim Hersteller oder auf dem Markt ein –, auch wenn ich nicht zu hundert Prozent sicher sein kann, dass die Produkte alle Kontrollen durchlaufen haben, die ich mir wünsche. Das ist ja auch so gut wie unmöglich. Um die hundertprozentige Kontrolle über die Schadstoffbelastung der eigenen Nahrung zu haben, muss man sie selbst anbauen. Doch selbst da könnten Schadstoffe aus Boden, Wasser oder Luft einwirken. Man wäre also nie auf der vollkommen sicheren Seite. Mit einer gewissen Menge an Schadstoffen kommt der Körper ja klar, sogar mit größeren Mengen – zumindest eine Zeit lang. Wer sich den Bedürfnissen seines Körpers entsprechend ernährt, auf Qualität und Regionalität achtet und vor allen Dingen frische und reife Kost zu sich nimmt, der sollte sich wirklich entspannen und mit gutem Gewissen genießen dürfen.

Nahrungsauswahl mit den Sinnen

Neben unserem Wissen und unserer Intuition leiten uns auch unsere Sinne bei der Auswahl von Nahrung. Vor allen Dingen, wenn uns Ursprung und Herstellung der Lebensmittel nicht ganz klar sind. Gerade in einer Welt der Reizüberflutung lohnt es sich, dass wir wieder mehr auf die eigenen Sinne hören.

Auch bei der Nahrung lässt man sich leicht mal von Dingen wie Makellosigkeit oder Glanz blenden. Stattdessen sollte Natürlichkeit das Auswahlkriterium eines Lebensmittels sein. Mit den Augen können wir sehen, ob es eine natürliche Farbe und Beschaffenheit hat. Auch der Tastsinn hilft uns bei der Auswahl. Nehmen wir das Nahrungsmittel in die Hand, spüren wir zum Beispiel bei Obst und Gemüse den Reifegrad. Beim Anfassen merken wir außerdem intuitiv, ob wir das Lebensmittel gern essen oder zurück-legen würden. Wenn wir einen guten Riecher haben, nehmen wir über den Geruchssinn viel über die Qualität der Nahrung wahr. So kann man nicht nur riechen, wenn etwas verdorben ist, auch die Chemie in so manchem Lebensmittel lässt sich manchmal über die Nase wahrnehmen. Der Geschmackssinn ist wohl der stärkste und zuverlässigste Sinn, wenn es ums Essen geht. Wie uns ein Lebens-mittel schmeckt, kann ein Hinweis darauf sein, wie der Körper es annimmt. Aber natürlich erst sobald der natürliche Hunger, der echte Appetit, wieder aktiv ist.

Tägliche Motivation

Gerade zu Anfang, wenn die Ernährungsumstellung noch keine Routine ist, ist die Motivation ein sehr wichtiger Punkt – ohne Motivation geht gar nichts. Wie ich bereits in Kapitel 3 beschrie-ben habe, sind schriftlich formulierte Glaubenssätze eine gute Möglichkeit. Doch auch ein ausgearbeiteter Ernährungsplan kann motivierend wirken. Wichtig ist, dass ein äußerer Reiz uns zu Anfang täglich daran erinnert, was wir uns vorgenommen haben, und zwar so lange, bis wir die Sinnhaftigkeit und Notwendigkeit unserer neuen Ernährungsform in unserem Bewusstsein verankert haben.

Auch Bilder, beispielsweise von gesunden Lebensmitteln oder zur Abschreckung Bilder von denen, die wir meiden möchten, kön-nen helfen. Dabei empfiehlt es sich natürlich, ein unappetitliches Bild auszuwählen, damit nicht der große Hunger auf das zu mei-dende Nahrungsmittel entfacht wird.

Das Zurückgehen der Beschwerden und das damit verbun-dene zunehmende Wohlbefinden oder auch schwindende Fettpöls-terchen sind die wohl beste Motivation zum Weitermachen. Da spüren wir dann, dass wir etwas richtig gemacht haben, dass wir auf dem richtigen Weg sind und dass, je weiter wir ihn gehen, wir uns umso besser fühlen werden.

Mit jemandem gemeinsam eine Ernährungsumstellung anzugehen, verstärkt ebenso die Motivation. Es hat natürlich auch praktische Gründe, sich zum Beispiel im gemeinsamen Haushalt auch auf ähnliche Weise zu ernähren – welche immer noch ihre jeweilige individuelle Richtung haben kann.

Kleine Ausrutscher

Wenn es dann doch mal zum Bruch mit den eigenen Ernährungsprinzipien kommt, ist das in den meisten Fällen kein Beinbruch. Ich habe mich früher oft selbst angeklagt, wenn ich mal gesündigt hatte – bis ich begriff, dass ich zu perfektionistisch an die Sache heranging. Es ist völlig normal, ab und zu schwach zu werden und etwas zu essen, was man eigentlich als schlecht verträglich für sich enttarnt hat. Selbstanklagen sind da völlig fehl am Platz. Gerade Heißhunger ist nichts, das man auf seine Persönlichkeit zurückführen sollte, er ist lediglich eine körperliche Reaktion, die mit der Umstellung auf die persönlich passende Ernährung verschwinden sollte. Striktes Vermeiden von »Fehltritten« wirkt auf den ersten Blick zwar willensstark, auf den zweiten Blick aber dann schon zwanghaft. Und Ernährung sollte keinen zwanghaften Charakter entwickeln. Vielmehr geht es darum, eine grundlegende Ernährungsform für sich zu finden, die den Alltag begleitet und somit das Wohlbefinden dauerhaft beeinflusst. Eine Ernährung, die nicht nur aufgrund rationaler Gründe, sondern eine, die aus einem Lebensgefühl heraus gelebt wird. Sie sollte als das Normale betrachtet werden und kleine Sünden einfach als Ausrutscher, die nun einmal vorkommen.

Umgang mit Anders-Essern

Wie bereits mehrmals angedeutet, kommt es beim Thema Ernährung das ein oder andere Mal zur Diskussion. Und wie es bei Diskussionen üblich ist, prallen verschiedene Ansichten aufeinander. Ich frage mich dann: Muss das denn sein?

Ich verfolgte eines Abends, bereits während des Schreibens dieses Buches, eine Talkshow mit dem Thema Ernährung. Im Talkkreis saßen Verfechter verschiedenster Ernährungstendenzen, von vegan bis Paleo war so gut wie alles vertreten. Die Beteiligten der Diskussionsrunde erklärten jeweils ihre persönliche Ansicht über Ernährung und die Diskussion wurde eröffnet. Einige hielten sich eher zurück, doch andere verloren sich in einem verbalen Kampf darum, wie der Mensch sich gefälligst zu ernähren hätte. Diese Talkrunde spiegelte eigentlich nur das wider, was in unserer Gesellschaft manchmal der Realität entspricht. Dabei geht es doch nicht darum, zu missionieren und eine bestimmte Ernährungsform durchzusetzen, sondern darum, mit dem Vorleben einer Ernährungsform anderen eine Möglichkeit zu präsentieren. Wohin der einzelne Mensch sich dann orientiert, muss er selbst entscheiden. Diese Grenze wird durch den Versuch, andere zu missionieren, viel zu oft überschritten und gerade das wirkt meist abschreckend.

Genau wie alle anderen Themen des Lebens, darf auch beim Thema Ernährung der Respekt vor der Sichtweise anderer nicht verloren gehen.

Dazu gehört auch, dass man die anderen eben einfach essen lässt. Eines Abends, nachdem ich für meine Freundinnen Tina und Anna einen Spinat-Kartoffel-Eintopf gekocht hatte, machten wir es uns mit Tee und jeder Menge Gesprächsstoff auf der Couch gemütlich. Nach drei Stunden beklagte sich Anna über einen plötzlichen

Bärenhunger und schlug vor, ins nächste Fast-Food-Restaurant zu fahren, Tina war auch nicht abgeneigt. Anstatt ihnen einen Vortrag über Essen nach 22 Uhr und Fast Food zu halten, schnappte ich mir meine Jacke und wir fuhren los. Während die zwei sich mit Cheeseburger, Pommes und Cola Light vollstopften, scherzten wir über Annas Blähungen, die sie gleich nach dem Essen ereilen würden – sie ist nämlich laktoseintolerant. Auch wenn ich mir dachte: Mädels, was stopft ihr da eigentlich gerade für einen Mist in euch rein?, hielt ich mich zurück mit meinen Weisheiten und der Mädelsabend ging entspannt weiter. »Essen und essen lassen«, lautet das Motto.

Zeit für Ruhe

Ein wichtiger Punkt, den es nicht zu vergessen gilt, ist die Zeit für Ruhe. Stress ist der Killer schlechthin für körperliches Wohlbefinden. Erst in Ruhephasen kann sich der Körper von jeglichen Strapazen erholen. Im nächtlichen Schlaf findet die ausgiebigste Erholung statt, mir ist es sehr wichtig, dass dieser möglichst ungestört und in ausreichender Menge stattfindet. Doch auch tagsüber freuen sich Körper und Geist natürlich über Erholungspausen. Diese sehen bei jedem Menschen anders aus, aber wichtig ist, dass es sie gibt. Das Argument, keine Zeit dafür zu haben, zählt nicht. Denn gerade wenn keine Zeit dafür vorhanden ist, ist es bitter nötig, sich mal eine Pause zu gönnen. Nichts ist wichtiger als das eigene Wohlbefinden. Keine Arbeit, kein Hobby und keine Verabredung. Einen Ausnahmefall stellt das Elternsein dar, da stehen die Kinder bis zu einem gewissen Alter an erster Stelle. Aber auch da nützt es dem Kind letztendlich nichts, wenn ein Elternteil irgendwann zusammenbricht, weil er sich zu wenig Ruhe gegönnt hat.

Flexibel bleiben

Im Alltag bleibt uns oft nichts anderes übrig, als Flexibilität an den Tag zu legen. Auch in Bezug auf eine bewusste Ernährung kann nicht alles zu hundert Prozent geplant werden. Planen ist notwendig und eine große Hilfe, aber es treten immer mal wieder Situationen auf, in denen es nicht so läuft, wie wir uns das eigentlich gedacht haben. Sei es, dass wir das Essen anbrennen lassen, der Laden des Vertrauens bereits geschlossen hat oder wir unterwegs sind und trotz Bärenhunger nichts Brauchbares zum Essen finden. Genau in diesen Situationen ist es an der Zeit, umzudenken und womöglich auch mal die »Regeln« zu brechen oder andere Optionen in Erwägung zu ziehen.

Generell ist im Laufe einer Ernährungsumstellung Flexibilität geboten. Es kommt immer mal wieder vor, dass man eine für sich falsche Richtung einschlägt und dann wieder umkehren muss.

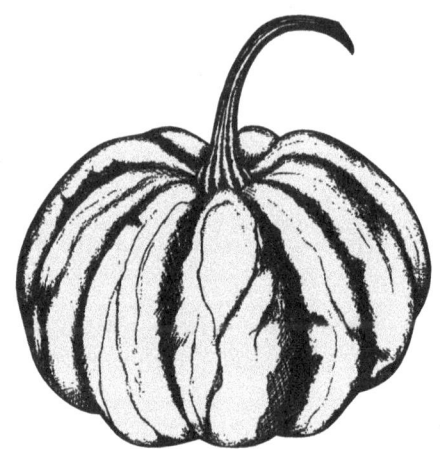

KAPITEL 15

WOZU DAS ALLES?
Zehn Gründe für eine Ernährungsumstellung

Ich habe meine Ernährungs- und Lebensweise nach und nach komplett auf den Kopf gestellt. Eine Veränderung jagte die nächste. Zuerst verzichtete ich auf stark verarbeitete Lebensmittel mit Zusatzstoffen. So ging es mir zwar schon etwas besser, doch damit war es noch lange nicht getan. Der nächste Schritt war, Weizen, Roggen und herkömmlichen Zucker zu meiden – einer meiner schwersten Schritte. Aber selbst das reichte nicht aus, um meine Beschwerden komplett loszuwerden. Also verabschiedete ich mich auch von Fleisch und Kuhmilchprodukten. Zusätzlich integrierte ich jede Menge Superfoods in meinen täglichen Speiseplan. Regelmäßige Entgiftungskuren wurden ein Bestandteil meines Lebens. Und Sport war wieder zu einer Selbstverständlichkeit geworden.

Besondere Erfahrungen in dem Zusammenhang stellten das Loslassen von emotionalem Ballast sowie die Einblicke in alternative Heilmethoden dar. Es war allerdings nicht immer einfach, all diese Veränderungen vorzunehmen, zwischendrin nicht komplett zu resignieren und mich nicht einfach den Umständen hinzugeben. Manchmal fragte ich mich, wozu das alles? Warum tut man sich so etwas überhaupt an? Ohne lange nachzudenken, fallen mir zehn plausible Gründe ein.

Grund 1: Um sich körperlich wohlzufühlen.

Beschwerden, die mit der Ernährung zusammenhängen können, tauchen einfach nicht mehr auf. Symptome wie zum Beispiel Bauchschmerzen, Durchfall, Blähungen, Schwächeanfälle und Migräne können der Vergangenheit angehören. Man fühlt sich wacher, fitter und körperlich stärker. Man hat die Power, das zu tun, was man möchte. Körperliches Wohlbefinden gibt Sicherheit. Sicherheit, mit den Herausforderungen des Alltags fertigwerden zu können. Beschwerden, die einen früher lahmlegten, existieren nicht mehr und man kann sich auf andere Dinge konzentrieren. Körperliches Wohlbefinden bedeutet auch Freiheit. Man ist nicht mehr abhängig von den Launen seines Körpers, da man dafür sorgt, dass er nicht mehr durch falsche Nahrung unnötig strapaziert wird. Auch muss man seine Gedanken nicht mehr ständig darum kreisen lassen, was man essen oder nicht essen kann, da man es bereits für sich herausgefunden hat.

Grund 2: Für klarere und wachere Gedanken.

Ein positiver Nebeneffekt ist der, wieder geistig wach zu sein – zumindest die meiste Zeit. Man läuft nicht mehr Gefahr, nach dem Verzehr gewisser Speisen körperlich und infolgedessen auch geistig lahmgelegt zu sein. Man wird also nicht mehr durch Nahrung daran gehindert, klare Gedanken fassen oder konzentriert arbeiten zu können. Gerade in Momenten, in denen geistige Hochleistungen gefordert sind, kann man so funktionieren, wie man es will. Der Verdauungsapparat benötigt nicht mehr all die Kraft, da die Verdauungsorgane nicht mehr durch falsche Nahrung zu Hochleistungen gezwungen werden. So bleibt ausreichend Energie für geistige Prozesse zur Verfügung.

Grund 3: Um die »Richtigen« zu unterstützen.

Das eigens verdiente Geld wird dann vielleicht nicht mehr in Nahrungsmittelkonzerne und Industrien gesteckt, die mehr an ihrem eigenen Profit als am Wohlbefinden der Verbraucher interessiert sind. Stattdessen unterstützt man faire Landwirtschaft durch den Konsum von hochwertigen natürlichen Lebensmitteln und genau die Konzerne, deren Produkte dem eigenen Körper guttun. Je mehr man die für sich richtigen Händler und Industrien bevorzugt, desto höher ist die Wahrscheinlichkeit, dass diese bestehen bleiben. Das Geld landet dann genau dort, wo rückwirkend ein Mehrwert für einen selbst entsteht. Auch kann man durch Besuche bei bewusst ausgewählten Ärzten, Heilpraktikern oder anderen Experten genau die Menschen unterstützen, die sich Zeit nehmen, die den Menschen ganzheitlich betrachten und nicht nur auf die Schnelle ein Symptom bekämpfen.

Grund 4: Um dem Nachwuchs gerecht zu werden.

Von der Umstellung der Ernährungsweise profitieren natürlich auch die eigenen Kinder. Hat man sein körperliches Wohlbefinden erreicht, erhöht das die Wahrscheinlichkeit, schwanger zu werden. Während der Schwangerschaft bietet ein gesunder Körper dem heranwachsenden Wesen eine schützende Hülle und nach der Geburt muss sich die junge Mutter keine Gedanken um die Qualität ihrer Muttermilch machen. Durch das Know-how kann das eigene Kind auch nach der Stillzeit von klein auf bewusst und ohne Stress ernährt werden, gesunde Pausensnacks für die Schule sind dann ein Kinderspiel. Durch die Auseinandersetzung mit dem eigenen Körper können auch körperliche Beschwerden des Kindes besser verstanden werden und man findet leichter den Weg zum

»richtigen« Arzt oder zum passenden Mittelchen aus der Hausapotheke. Man ist außerdem dazu in der Lage, dem Kind Dinge, die das eigene Wohlbefinden betreffen, besser zu erklären, und das Kind hat die Chance, von klein auf ein angemessenes Körperbewusstsein zu entwickeln. Wenn man sich selbst körperlich fit und wohl fühlt, ist das zudem ein enormer Vorteil für die Kinder, da keine Beschwerden von der verantwortungsvollen Aufgabe, die man als Elternteil hat, ablenken können.

Grund 5: Um andere zu inspirieren.

Das Umstellen der eigenen Gewohnheiten kann wie ein Domino-Effekt wirken. Menschen im näheren Umfeld, die selbst von Beschwerden geplagt werden, werden möglicherweise angeregt, ihre Lebensweise zu überdenken. Sie können sich inspiriert fühlen, genauer auf die eigenen Essgewohnheiten zu schauen, neue Dinge auszuprobieren, alternative Heilkunden in Betracht zu ziehen, und so eventuell eine Verbesserung ihres eigenen Wohlbefindens erlangen.

Grund 6: Um zufrieden mit dem äußeren Erscheinungsbild zu sein.

Qualvolle Diäten sind absolut überflüssig, denn sobald man seine passende Ernährung gefunden hat, hält man sein Gewicht in der Regel ohne größere Anstrengungen. Die Frage, wie man denn nun überschüssige Pfunde abnehmen soll, stellt sich dann nicht mehr. Stattdessen kann man sich auf anderes konzentrieren. Unreine Haut darf sich verabschieden und sorgt so nicht mehr für Frust beim Blick in den Spiegel. Müde Augen erblickt man an sich meist nur noch, wenn es Zeit zum Schlafengehen ist, und nicht bereits frühmorgens, obwohl man eigentlich ausreichend Schlaf hinter sich hat. Insgesamt zeigt uns der Körper die positive Wirkung als Spiegel richtiger Nahrung.

Grund 7: Um Ahnung von den Themen Gesundheit und Ernährung zu haben.

Einer Ernährungsumstellung liegt im Optimalfall die Auseinandersetzung mit dem Thema Gesundheit an sich zugrunde. Wenn man das Gefühl hat, durchzublicken, ist man in der Lage, herauszufinden, was gut für einen selbst ist. Außerdem versteht man, wie der Körper funktioniert und welch wichtige Bedeutung Nahrung für den Menschen hat. Es ist ein großer Gewinn, Bescheid zu wissen über die Gefahren sowie die Heilungschancen, die in der Nahrung stecken können. Wir können Experten zwar um Rat zum Thema Gesundheit fragen, aber füttern müssen wir uns schon selbst – zumindest ab einem gewissen Alter. Wissen ist nicht nur Macht, sondern auch Freiheit. Sobald man selbst über das für sich wichtige Wissen verfügt, ist der Handlungsspielraum größer. Man kann besser Einfluss auf sein Wohlbefinden nehmen und muss nicht bei jeder körperlichen Reaktion einen Arzt aufsuchen. Fachleute sind dann nur noch in akuten oder schwerwiegenden Fällen von Nöten.

Grund 8: Um Krankheiten so gut wie möglich vorzubeugen.

Selbstverständlich gibt es im Leben keine Garantie, immer gesund zu bleiben. Es gibt Fälle, in denen Menschen sehr gesund gelebt haben und trotzdem von einer schlimmen Krankheit befallen wurden. Es wäre auch vermessen zu behaupten, wer nach gewissen Prinzipien lebe, würde niemals krank. Die Ursachen von schlimmen Erkrankungen scheinen dermaßen komplex zu sein, dass man kaum alle Faktoren, die dazu führen könnten, kontrollieren kann. Dennoch kann man mit einer bewussten Lebensweise durchaus das Risiko verringern.

Durch innere Ausgeglichenheit lässt sich auch der Risikofaktor Stress minimieren. Es geht nicht darum, wie besessen alle möglichen

Krankheiten, die jemals eintreten könnten, im Vorhinein zu bekämpfen – denn wahrscheinlich würde der damit verbundene innere Stress genau dazu führen. Es geht vielmehr darum, sich aktuell wohlzufühlen und dabei ganz automatisch gewissen Risiken vorzubeugen.

Grund 9: Um Neues auszuprobieren.

Andere Nahrungsmittel kennenzulernen, neue Rezepte auszuprobieren und die Effekte auf den Körper und den Gemütszustand zu beobachten, bringt Schwung in den manchmal festgefahrenen Alltag. Neues auszuprobieren, ist spannend, belebend und öffnet Horizonte.

Grund 10: Weil es Spaß macht.

Jede Veränderung kann Spaß machen, so auch die der eigenen Ernährung. Essen ist eine tolle Sache und bereitet immer Freude. Ebenso können die kleinen Erfolge, die man nach und nach erzielt, die Laune erheblich steigern. Auch Menschen, die frei von Beschwerden sind, kann eine Ernährungsumstellung positive Effekte bringen. Vielleicht fühlt sich der ein oder andere irgendwie besser gelaunt oder noch ein Stück vitaler als zuvor.

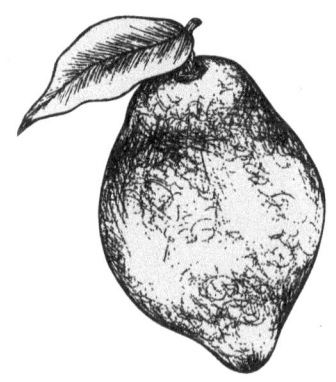

KAPITEL 16

JETZT GEHT'S ANS EINGEMACHTE.
Schnelle Rezepte nach Bauchgefühl

Kurkuma-Ingwer-Bananen-Smoothie

Für den Powerdrink benötigt man eine Banane, jeweils ein Stück geschälte Kurkuma- und Ingwerwurzel sowie Mandelmilch. Die Zutaten werden im Hochleistungsmixer so lange gemixt, bis eine homogene Masse entstanden ist. Am besten schmeckt der Smoothie auf Eiswürfeln.

Basilikum-Mango-Shake

Die Mango dient mit ihrem saftigen und dichten Fruchtfleisch als perfekte Basis für einen cremigen Shake. Diese einfach mit einer Handvoll Basilikumblätter und stillem Wasser in den Mixer geben. Das Ergebnis ist ein sättigender und zugleich erfrischender Drink.

Gurken-Orangen-Smoothie

Dieser Smoothie besteht aus einer halben Gurke, einer Orange und stillem Wasser. Nachdem Gurke und Orange geschält sind, wird alles im Mixer miteinander zu einem echten Durstlöscher vermengt. Die Gurke gleicht die Fruchtsäure der Orange perfekt aus.

Spinat-Ananas-Smoothie

Für den Spinat-Ananas-Smoothie eignen sich zwei Hände voll frischem Babyspinat. Gemeinsam mit einem Stück frischer Ananas und stillem Wasser entsteht im Mixer ein grüner Smoothie, der nicht nur Vitamine liefert, sondern auch noch richtig lecker ist.

Granatapfel-Drink

Für den frischen Granatapfelsaft werden die Kerne mit der Hand nach und nach vom in mehrere Stücke zerpflückten Granatapfel entfernt. Die Kerne werden dann mit stillem Wasser im Mixer zerkleinert, bis der Saft möglichst homogen ist. Fertig ist der Drink.

Detox-Shot

Ein Stück Kurkumawurzel, etwas frischer Ingwer und jede Menge Löwenzahn (oder andere Wildkräuter) werden mit ein wenig stillem Wasser im Hochleistungsmixer püriert. Die Flüssigkeit kann in kleinen Mengen getrunken werden und eignet sich hervorragend als Ergänzung während einer Entgiftungskur.

Zitronen-Basilikum-Limo

Der Saft einer Zitrone wird mit einer Handvoll Basilikumblätter, stillem Wasser und einem Schuss Ahornsirup im Hochleistungsmixer so lange gemixt, bis eine grasgrüne, homogene Flüssigkeit entstanden ist.

Erdbeer-Kokosmilch

Für die sommerliche Erfrischung werden zwei Hände voll Erdbeeren mit Kokosmilch und stillem Wasser im Mixer püriert.

Avocado-Drink

Für das sattmachende Getränk wird Avocado mit stillem Wasser und etwas Kokosblütenzucker im Mixer oder mit dem Mixstab zu einer sämigen Flüssigkeit püriert.

Dattel-Mandelmilch

Das warme Getränk besteht aus besten Zutaten und ersetzt durch seine Süße ein Dessert. Man nimmt drei bis fünf frische Datteln und entfernt diese von ihren Kernen. Währenddessen wird in einem kleinen Topf Mandelmilch mit einer Prise Zimt und zwei bis drei Kardamomkapseln aufgewärmt. Die Milch sollte nicht gekocht, sondern schonend erwärmt werden. Nachdem die Datteln entkernt worden sind, werden sie im Mixer mit der erwärmten Mandelmilch püriert – die Kardamomkapseln werden vor dem Mixen herausgenommen. Im Anschluss wird die flüssige Masse durch ein Sieb ins Glas gegossen. Fertig ist die warme Dattel-Mandelmilch, die jedem Kakao Konkurrenz macht.

Stoffwechsel-Tee

Stilles Wasser wird mit frischem Chili und Ingwer etwa 15 Minuten lang aufgekocht und im Anschluss mit dem Saft einer Zitrone angereichert durch ein Sieb in die Tasse gegossen.

Wohltuender Frühstücksbrei

Für diesen sattmachenden Frühstücksbrei benötigt man gepufften Amaranth, Sesam, geschrotete Leinsamen, Chiasamen sowie Mandel- oder Nussmilch, etwas frische Vanille, eine Prise Zimt, einen Teelöffel Kakaobohnen-Nuggets und nach Bedarf einen Schuss Ahornsirup oder eine Prise Kokosblütenzucker. Die Zutaten werden in ihrer Menge nach Bedarf gemeinsam in einem kleinen Kochtopf langsam erwärmt.

Sesam-Pancakes

In einer Rührschüssel werden eine Tasse voll Dinkelvollkornmehl, ein Teelöffel Natron, ein Esslöffel Sesamkörner (alternativ Chiasamen), ein bis zwei faire Eier und etwas Pflanzenmilch nach Wahl mit dem Rührbesen zu einem glatten und sämigen Teig verrührt. In der heißen Pfanne werden nun nacheinander kleine Pancakes ausgebacken. Das Natron sorgt für den nötigen »Fluff« und lässt die kleinen Pfannkuchen in Kombination mit einem Schuss Ahornsirup so richtig amerikanisch wirken. Wer es komplett glutenfrei möchte, kann das Dinkelmehl durch glutenfreie Varianten wie zum Beispiel Kokosmehl ersetzen.

Power-Vinaigrette

Das Salatdressing besteht aus Senf, einem Schuss Weißweinessig, Olivenöl, Zwiebeln, Knoblauch und frischer Petersilie. Die Zutaten werden nach Bedarf dosiert, mit dem Pürierstab zu einer homogenen Masse püriert und anschließend mit Steinsalz und schwarzem Pfeffer gewürzt. Das Dressing passt zu jeder Art Salat und auch als Dip für Artischocken.

Sattmacher-Salat

In diesen Salat, der wirklich satt macht und als Hauptspeise dient, kommen grüne Salatblätter, geraspelte Karotten, Mais und Tomatenwürfel. Als Topping dienen gewürfelte Bratkartoffeln, gedünstete Champignons, Hanfsamen und die Power-Vinaigrette.

Tropen-Salat

Avocado und Mango werden in Würfel geschnitten und mit filetierten Orangenstücken in einer Schüssel vermengt. Einfach etwas Olivenöl, Aceto balsamico, Salz und Pfeffer drübergeben und fertig ist eine leckere Vorspeise.

Auberginen-Creme

Eine Aubergine, in Stücke geteilt, wird mit Knoblauch und Zwiebeln in der Pfanne gedünstet. Anschließend kommt die Masse in ein hohes Gefäß und etwas Cashewmus, Kurkuma, zerstoßene Koriander- sowie Senfsamen, Salz und Pfeffer werden hinzugefügt. Mit dem Pürierstab wird eine cremige Masse erzeugt. Die Auberginencreme eignet sich als Dip für Rohkost oder als Brotaufstrich.

Löwenzahnsuppe

Im Kochtopf werden Zwiebeln und Knoblauch mit etwas Öl angedünstet und eine große Ladung Löwenzahnblätter hinzugefügt.

Die Mischung wird mit Salz und Pfeffer gewürzt und dann mit Wasser aufgegossen. Einen Gemüsebrühwürfel ohne künstliche Zusatzstoffe hinzugeben und das Ganze etwa 15 Minuten köcheln lassen. Mit dem Pürierstab kräftig durchmixen und nach Bedarf etwas Mandelsahne anstelle von herkömmlicher Sahne einrühren.

Ayurvedische Kürbissuppe

In diese Kürbissuppe kommen neben einem Hokkaido-Kürbis, einer Dose Kokosmilch, einem Gemüsebrühwürfel ohne künstliche Zusatzstoffe, einer Zwiebel, zwei Knoblauchzehen und einem Stück Ingwer diverse Gewürze: Steinsalz, schwarzer Pfeffer, Kurkuma, Paprikapulver, Chili, Zimt, Senfsamen und Koriandersamen. Nachdem Zwiebel, Knoblauch und Ingwer im großen Kochtopf in einem Esslöffel Kokosöl kurz angedünstet wurden, kommt der in Stücke zerteilte Kürbis hinzu. Die Gewürze werden im Mörser zu einem gleichmäßigen Pulver zerstampft, vermischt und kurz mit Kürbis und Co angedünstet. Das Ganze wird mit genügend Wasser abgelöscht und schließlich mit dem Gemüsebrühwürfel zum Kochen gebracht. Nach fünfzehn bis zwanzig Minuten, sobald der Kürbis weich genug ist, kann die Suppe mit dem Pürierstab zu einer cremigen und zugleich flüssigen Konsistenz verarbeitet werden. Anschließend wird die Kokosmilch untergerührt und die Suppe wird mit Salz und Pfeffer abgeschmeckt. Der Kürbis kann selbstverständlich durch andere Gemüsesorten ersetzt werden.

Leinsamen-Galettes

Galettes sind die salzige Variante von Crêpes. Für dieses Rezept benötigt man etwa drei Tassen Buchweizenmehl, zwei Esslöffel geschrotete Leinsamen, zwei faire Eier, eine Prise Salz und Mandel- oder Nussmilch nach Gefühl. Frische Kräuter machen sich auch immer gut im Teig. Die Zutaten werden sorgfältig mit dem Handrührgerät miteinander vermengt, bis ein sehr flüssiger Teig entsteht. Nachdem die Pfanne erhitzt wurde, wird ein Teelöffel Kokosöl hineingegeben und sobald es sich verflüssigt hat, wischt man die Pfanne kurz mit einem großen Stück Küchenrolle aus, damit nur noch wenig Fett in der Pfanne bleibt. Die Herdplatte wird auf mittlere Temperatur gestellt. Mit einem Schöpflöffel wird nun eine Portion Teig in die Pfanne befördert und die Pfanne so lange hin- und hergeschwenkt, bis sich der Teig überall verteilt hat. Nach wenigen Sekunden, sobald der Teig eine gewisse Festigkeit erreicht hat, wird die Galette gewendet und von der anderen Seite kurz ausgebacken. So verfährt man, bis der Teig aufgebraucht ist. Als Füllung eignen sich zum Beispiel in Olivenöl gebratene Champignons mit Kräutern oder warmer Schafskäse mit Spinat.

Gemüse-Sandwich

Zwischen zwei Scheiben Dinkelvollkornbrot oder anderes Brot kommen grüne Salatblätter, gebratene Champignons und hauchdünn geschnittene Tomaten. Die einzelnen Lagen können nach Bedarf mit Salz und Pfeffer gewürzt werden. Auf die oberste Schicht wird ein guter Löffel selbst gemachte Guacamole gegeben.

Gefüllte Riesenchampignons

Champignons sind ein grandioser Fleischersatz. Die Champignons werden geschält, vom Strunk entfernt und anschließend mit dem Pilzkopf nach unten auf ein Backblech gelegt. Für die Füllung werden Schalotten und Knoblauch angebraten und in eine Schüssel gegeben. Hinzu kommen frische, gehackte Kräuter, Steinsalz, schwarzer Pfeffer, etwas Olivenöl, zwei bis drei Esslöffel Cashew- oder Mandelmus. Bei mittlerer Hitze werden die gefüllten

Riesenchampignons etwa 15 Minuten im Ofen gegart. Als Beilage zu grünem Salat sind sie das perfekte Mittagessen.

Schoko-Feigen

Für den Hunger auf Süßes sind Schoko-Feigen genau der richtige Snack. Sie sind so süß, dass man nur wenig davon auf einmal essen kann, aber schmecken himmlisch. In einer Schüssel über heißem Wasserdampf wird eine Packung reine Zartbitterschokolade – mit mindestens siebzig Prozent Kakaoanteil – geschmolzen. Anschließend werden die getrockneten Feigen mit zwei Gabeln durch die flüssige Schokolade geschwenkt und auf einem Teller zum Erkalten abgelegt.

Mandel-Kokos-Creme

Mandelmus und Kokosmilch werden langsam erhitzt, bis sich beides miteinander verbunden hat. Zum Eindicken etwas Johannisbrotkernmehl und Kokosraspel einrühren. Mit Honig, Kokosblütenzucker und Vanille abschmecken, anschließend in Dessertschälchen füllen und kalt stellen. Nach dem Erkalten und vor dem Servieren Granatapfelkerne oder frische Beerenfrüchte obendrauf geben.

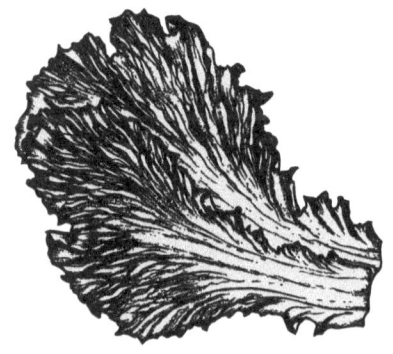

ZURÜCK ZUR NATUR

Manch einer mag sich vielleicht wundern, weshalb in einem Buch, in dem es hauptsächlich um die Ernährung geht, so viele weitere Themen Platz gefunden haben. Ich habe auf meinem Weg gelernt, dass alles, was den Körper betrifft, nicht isoliert betrachtet werden kann. Viele Faktoren hängen damit zusammen, die es sich lohnt zu beachten und unter die Lupe zu nehmen. Dabei handelt es sich nicht um neue Erkenntnisse, sondern um uraltes Wissen, das sich immer mehr seinen Weg in unsere moderne Lebensweise bahnt. Wir bestehen nicht nur aus Zellen und Organen. Wir sind voll von Emotionen, Gedanken und anderen Energien, die miteinander und dem Körper verwoben ein großes Ganzes ergeben. Äußerliche Faktoren wirken ebenso permanent auf uns ein. Wenn wir uns passend ernähren, Beschwerden loswerden und uns in unserer Haut so richtig wohlfühlen wollen, sollten wir tatsächlich alles betrachten, was in uns steckt und uns umgibt. Menschen sind, wie Tiere und Pflanzen, ein Teil der Natur. Es wäre falsch, uns als etwas anderes zu betrachten. Sobald wir zu einer natürlichen Lebensweise finden, wird unser Bauchgefühl stärker und übernimmt das Kommando. Gerade in einer Welt, in der es schwer fällt, zwischen den verschiedensten Theorien und Ansichten den Durchblick zu behalten, kann dieses Gefühl uns leiten. Die Intuition ist das wertvollste Instrument, das wir haben – sie ist nämlich oft schlauer als der Verstand. Das merken wir, wenn wir uns mal wieder vorwerfen: »Hätte ich doch nur auf meinen Bauch gehört!«

Ich wäre selbst nicht auf die Idee gekommen, ein Buch zu schreiben. Wie es der Zufall so wollte, lernte ich über meinen damaligen Job eine Autorin kennen, die ich interviewte. Wir verstanden uns auf Anhieb blendend und sie fragte mich nach dem Interview, ob ich mir vorstellen könne, gemeinsam mit ihr ein Sachbuch zu schreiben. Sie suchte für das Projekt noch eine weibliche Co-Autorin, in deren Profil ich passte. Wir gingen das Projekt an, aber aufgrund äußerer Umstände mussten wir es dann doch erst mal auf Eis legen. Diese Autorin, mittlerweile eine gute Freundin, brachte mich auf die Idee, einfach allein ein Buch zu schreiben. Ich fand den Vorschlag natürlich toll, aber hatte spontan keine Idee, was ich – ganz allein – denn groß zu erzählen hätte. Erst als ich eines Nachmittags, einige Wochen später, meine selbst angelegten Ernährung- und Gesundheitsordner in die Hand nahm und vorhatte, das Ganze zu digitalisieren, dämmerte es mir. Ich wollte damals eigentlich eine Art digitale Mappe für mich selbst zusammenstellen mit allen relevanten Informationen zu diesem Themenbereich. Aber dann überlegte ich: Wieso nicht genau daraus ein Buch machen? Dann haben andere, denen es ähnlich geht wie mir, eventuell auch etwas davon. Denn zu diesem Thema hatte ich tatsächlich etwas zu sagen. Ich hatte mich durch den Dschungel der gesunden Ernährung und alternativen Heilmethoden gekämpft und dabei so einiges erlebt und gelernt. Auch nahm ich die Aktualität dieser Themen und deren Wichtigkeit für viele Menschen wahr. Also beschloss ich, dieses Buch zu schreiben – und ich hoffe, dass der ein oder andere von meinen Erlebnissen und Erkenntnissen profitiert.

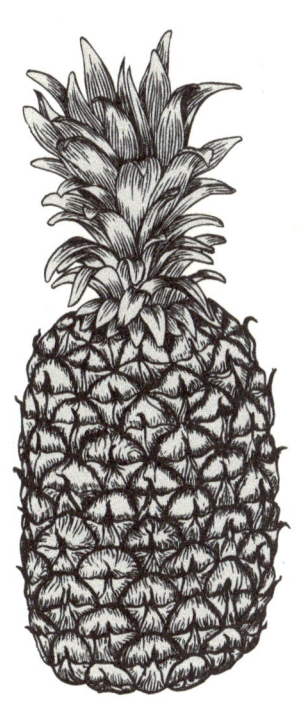

DANKSAGUNG

Ganz besonders möchte ich mich bei meiner Literaturagentin Anna Mechler bedanken, die sofort an das Buchprojekt geglaubt und dafür den absolut passenden Verlag gefunden hat.

Auch bedanke ich mich bei meiner Autorenkollegin und guten Freundin Jennifer Bentz, die mich mit ihrem Know-how auf meinem Weg zum ersten Buch mit Rat und Tat unterstützt hat.

Ein weiterer Dank gilt meiner Familie und meinen Freunden, die mich immer wieder aufs Neue inspiriert und unterstützend begleitet haben.

Ein Extra-Dankeschön geht an meine gute Freundin Jana Diehl für das Rezept »Tropen-Salat«, welches so gut ist, das es einen Platz im Rezeptteil bekommen musste.

Und auch dem Team von Eden Books sowie meiner Lektorin danke ich für die tolle Zusammenarbeit, die zu jeder Zeit Freude bereitet hat.

LITERATURLISTE

Quellen und Empfehlungen

Becker, Waltraud: *Korngesund. Das Getreide-Handbuch*, Lahnstein 2013, emu

Bingemer, Susanna: *Superfoods. Kraftpakete aus der Natur*, München 2015, Gräfe und Unzer

Burgerstein, Uli P./Schurgast, Hugo/Zimmermann, Prof. Dr. med. Michael: *Handbuch Nährstoffe. Vorbeugen und heilen durch ausgewogene Ernährung: Alles über Spurenelemente, Vitamine und Mineralstoffe*, Stuttgart 2012, Trias

Dale, Cyndi: *Der Energiekörper des Menschen. Handbuch der feinstofflichen Anatomie*, München 2012, Lotos

Jennrich, Peter: *Entgiften leicht gemacht*, Bielefeld 2014, Aurum

Mosetter, Dr. Med. Kurt/Probost, Thorsten/Simon, Dr. Wolfgang A./Cavelius, Anna: *Zucker. Der heimliche Killer. Wie wir krank und süchtig werden. Wie wir uns schützen, ohne auf Süßes zu verzichten*, München 2013, Gräfe und Unzer

Rosenberg, Kerstin: *Die Ayurveda-Ernährung. Heilkunst und Lebensenergie mit wohltuenden Rezepten zur Gesundheitsstärkung,* München 2013, Südwest

Siewert, Aruna M.: *Pflanzliche Antibiotika. Geheimwaffen aus der Natur,* München 2013, Gräfe und Unzer

Vormann, Prof. Dr. Jürgen: *Säure-Basen-Balance. Richtig essen – gesund ins Gleichgewicht kommen,* München 2008, Gräfe und Unzer

Weiss, Thorsten/Bor, Jenny: *Super Foods. Iss dich vital, gesund und schön,* Darmstadt 2013, Schirner

Das große Buch der Hildegard von Bingen. Bewährtes Heilwissen für Gesundheit und Wohlbefinden, Köln 2011, Komet

IMPRESSUM

Tatiana Mouret
Sei dein eigener Ernährungscoach!
Wie du lernst, auf dein Bauchgefühl zu vertrauen & gesund zu genießen
ISBN: 978-3-959100-64-9

Dieses Buch wurdet vermittelt durch Anna Mechler,
Literaturagentur Lesen & Hören

Eden Books
Ein Verlag der Edel Germany GmbH
Copyright © 2016 Edel Germany GmbH, Neumühlen 17, 22763 Hamburg
www.edenbooks.de | www.facebook.com/EdenBooksBerlin | www.edel.com
1. Auflage 2016

Einige der Personen im Text sind aus Gründen des Persönlichkeitsschutzes
anonymisiert.

Projektkoordination: Nina Schumacher
Lektorat: Christin Ullmann
Umschlaggestaltung: Johanna Höflich | www.johannahoeflich.de
Layout und Satz: Datagrafix Inc.| www.datagrafix.com
Druck und Bindung: optimal media GmbH, Glienholzweg 7, 17207 Röbel/Müritz

Das FSC®-zertifizierte Papier *Holmen Book Cream* für dieses Buch lieferte Holmen
Paper, Hallstavik, Schweden.

Printed in Germany

Dieses Buch ist auch als E-Book erhältlich.

Um die kulturelle Vielfalt zu erhalten, gibt es in Deutschland und in Österreich
die gesetzliche Buchpreisbindung. Für Sie, liebe Leserin und lieber Leser,
bedeutet das, dass Ihr verlagsneues Buch jeweils überall dasselbe kostet, egal,
ob Sie Ihre Bücher gern im Internet, in einer großen Buchhandlung oder beim
kleinen Buchhändler um die Ecke kaufen.